Stephan Pálos

Tibetisch–Chinesisches
Arzneimittelverzeichnis

Stephan Pálos

Tibetisch–Chinesisches Arzneimittelverzeichnis

1981

OTTO HARRASSOWITZ WIESBADEN

CIP-Kurztitelaufnahme der Deutschen Bibliothek

Pálos, Stephan:
Tibetisch-chinesisches Arzneimittelverzeichnis /
Stephan Pálos. – Wiesbaden : Harrassowitz, 1981.
  ISBN 3-447-02160-8

Alle Rechte vorbehalten. © Otto Harrassowitz, Wiesbaden 1981. Photomechanische und photographische Wiedergabe nur mit ausdrücklicher Genehmigung des Verlages.
Gesamtherstellung: fotokop wilhelm weihert KG, Darmstadt.
Printed in Germany.

INHALTSÜBERSICHT

Einführung VII
Transliterationstabelle IX
Tibetisch-chinesisches Arzneimittelverzeichnis 1-38
Register 39
  a) Chinesisch-tibetisches Register 40
  b) Chinesisches Register nach Strichzahl 55
  c) Lateinisches Register 63

Einführung

Das folgende Verzeichnis enthält über 400 Einzelmittel pflanzlichen, tierischen und mineralischen Ursprungs, die sowohl in der tibetischen, wie auch in der chinesischen Pharmakologie allgemein bekannt und gebraucht sind.

Die Angaben des Verzeichnisses enthalten die tibetischen und chinesischen Bezeichnungen, die wissenschaftlichen Namen und die üblichen Drogenbenennungen.

Es wurden folgende Quellen herangezogen:

1. བོད་རྒྱ་ཤན་སྦྱར་གྱི་མཐོང་ཆེན་མཛོད། 藏汉对照常用词汇.
   四川民族出版社．成都, 1980.

   (Tibetisch-chinesisches Entsprechungswörterbuch allgemeingebräuchlicher Wörter. Sichuan Minzu Chubanshe, Chengdu, 1980).

2. 中药大辞典．
   上海科学技术出版社 (商務印书馆香港分馆．1977-78.

   (Handwörterbuch der chinesischen Pharmakologie. 3 Bde, Shanghai Kexue Jishu Chubanshe, Xianggang, 1977-1978). Die vierstelligen Zahlen bei den einzelnen Angaben entsprechen der fortlaufenden Numerierung in diesem Werke.

3. 中华人民共和国药典 (一九七七年版, 一部).
   中华人民共和国卫生部药典委员会编．北京, 1978.

   (Medikamentenverzeichnis der VR.China (alias Chinesische "Rote Liste"). Zusammengestellt von der Medikamentenkommission des Gesundheitsministeriums der VR.China. Beijing, 1978).
   Befinden sich die einzelnen Angaben auch in diesem Werk, dann sind die Drogenbezeichnungen ungekürzt wiedergegeben (z.B. Cortex Phellodendri). Sonst sind die Drogenbezeichnungen nur mit "Radix, Flos, Semen" &c. angegeben.

4. 英汉医学词汇。

   人民卫生出版社, 长都, 1979。

(Englisch-chinesisches medizinisches Wörterbuch. Renmin Weisheng Chubanshe, Changchun, 1979). Besonders sein Medikamentenverzeichnis (S.1613-1660) wurde zu Rate gezogen.

5. 中国高等植物图鉴(第一册)。

   科学出版社, 北京, 1980。

(Iconographia Cormophytorum Sinicorum. Tom.I. Kexue Chubanshe, Beijing, 1980).

6. Sarat Chandra Das: A Tibetan-English Dictionary with Sanskrit Synonyms. Calcutta, 1902; reprint Kyoto, 1969.

Dem Verzeichnis wurden drei Register beigefügt, und zwar:

a) chinesisch-tibetisches Register; chinesisch in Pinyin-Umschrift und mit Schriftzeichen,
b) chinesisches Register mit vereinfachten Schriftzeichen und nach Strichzahl geordnet,
c) lateinisches Register.

München, 1981.   Stephan Palos

Transliterationstabelle

der tibetischen Buchstaben nach dem "Hamburger Transliterationssystem. Die Zahlen zeigen die Seitenzahl des Verzeichnisses.

ཀ་	ka 1	ཁ་	kha 2	ག་	ga 3	ང་	ṅa 5
ཅ་	ca 7	ཆ་	cha 8	ཇ་	ja 8	ཉ་	ña 9
ཏ་	ta 9	ཐ་	tha 11	ད་	da 12	ན་	na 14
པ་	pa 14	ཕ་	pha 17	བ་	ba 17	མ་	ma 22
ཙ་	ća 23	ཚ་	ćha 25	ཛ་	j́a 26		
ཝ་	wa --	ཞ་	źa 27	ཟ་	za 27	འ་	ḥa 28
ཡ་	ya 29	ར་	ra 29	ལ་	la 31		
ཤ་	śa 31	ས་	sa 33	ཧ་	ha 36	ཨ་	a 37

TIBETISCH-CHINESISCHES
ARZNEIMITTELVERZEICHNIS

ཀང་བ་རྒྱ་ལག་བརྒྱ།	蜈蚣	Wúgōng	
	Scolopendra subspinipes mutilans L.Koch Droge: Scolopendra		5157
གནད་ག་རེ།	复盆子	Fùpénzǐ	
	Rubus chingii Hu Droge: Fructus Rubi		5661
དཀར་པོ་ཆིག་ཐུབ།	人参	Rénshēn	
	Panax ginseng C.A.Mey Droge: Radix Ginseng		0055
ཀུ་བ།	葫芦	Húlú	
	Lagenaria siceraria (Molina) Standl. var. depressa Ser. Droge: Pericarpium Lagenariae		3683
ཀུ་ཤུ།	苹果	Píngguǒ	
	Malus pumila Mill. Droge: Fructus		2674
ཀོ་བྱིལ།	马钱子	Mǎqiánzǐ	
	Strychnos pierriana A.W.Hill Droge: Semen Strychni		0600
ཀོ་ཤ།	灵芝(片)	Língzhī(piàn)	
	Ganoderma lucidum (Leyss.ex Fr.)Karst. Droge: Tabellae Ganodermatis		1203
སྐྱུ་རུར།	余甘子	Yúgānzǐ	
	Phyllanthus emblica L. Droge: Fructus Phyllanthi		4630
སྐྱུར་མོ་ཁུ།	白矾	Báifán	
	Alunite/Alumen Droge: dieselbe		1383
སྐྱེར་པའི་བར་ཤུན།	黄柏	Huángbǎi(=bó)	
	Phellodendron amurense Rupr. "" chinense Schneid. Droge: Cortex Phellodendri		4151
བག་ཤིས་རྩ།	灵芝草	Língzhīcǎo	
	Ganoderma japonicum (Fr.) Lloyd "" lucidum (Leyss.ex Fr.) Karst. Droge: Ganoderma		2395

ཁ་	・ མཁན་དཀར་	野艾	Yěài	
		Artemisia vulgaris L.		1175
		Droge: Folia, Herba		
	・ མཁན་ཆུང་སེར་མགོ་	黄花蒿	Huánghuāhāo	
		Artemisia annua L.		4184
		Droge: Herba		
	・ མཁན་པ་	茵陈	Yīnchén	
		Artemisia capillaris Thunb.		3305
		"" scoparia Waldst.& Kit.		
		Droge: Herba Artemisiae scopariae		
		蒿子	Hāozǐ	
		idem		----
	・ མཁན་པ་ཆིག་སྒྲི་	一枝蒿	Yīzhīhāo	
		Achillea alpina L.		0010
		Droge: Herba		
	・ ཁམ་དཀར་	白果	Báiguǒ	
		Ginkgo biloba L.		1384
		Droge: Semen Ginkgo		
		银杏	Yínxìng	
		idem		----
	・ ཁམ་ཆེག་	桃仁	Táorén	
		Prunus persica (L.) Batsch		3664
		"" davidiana (Carr.) Franch.		
		Droge: Semen Persicae		
	・ མཡལ་མགོ་ཕུ་	槟榔	Bīnláng	
		Areca catechu L.		5276
		Droge: Semen Arecae		
	・ མཡལ་ཞིན་དཀར་པོ་	白扁豆	Báibiǎndòu	
		Dolichos lablab L.		3577
		Droge: Semen Dolichoris album		
	・ སྤྱུག་ཙི་	藿香	Huòxiāng	
		Agastache rugosa (Fisch.& Mey.) O.Ktze.		5685
		Droge: Herba Agastachis		
	・ སྤྱུག་ཙི་ལྱང་	问荆	Wènjīng	
		Equisetum arvense L.		1899
		Droge: Herba		

- ཁུག་རྟ་རྨོག   水蜈蚣   Shuǐwúgōng
  Kyllinga brevifolia Rottb.   1122
  Droge: Herba (et Rad.) Kyllingae

- ཁུར་མང་   蒲公英   Púgōngyīng
  Taraxacum mongolicum Hand.-Mazz.   5130
  ""   officinale L.
  Droge: Herba Taraxaci

- ཁྱུང་ལྦ་   五鹏   Wǔpéng
  ?   ----

ག་ ・ ག་དུར་   红景天   Hóngjǐngtián
  Rhodiola kirilowii (Regel) Regel   3509
  ""   algida (Ledeb.) Fu var.
  tangutica (Maxim.)
  Droge: Radix Rhodiolae

  idem   草河东   Cǎohédōng
  (wäre richtig 草河车 Cǎohéchē?   ----
  siehe 3593)= Paris polyphylla Smith /Rad.,Rhiz.

- ག་རྩེ་   干姜   Gànjiāng
  Zingiber officinale Rose   1358
  Droge: Rhizoma Zingiberis

- ག་སུག་   生姜   Shēngjiāng
  Zingiber officinale Rose   1358
  Droge: Rhizoma Zingiberis recens

- གའ་ནད་སྟེགས་   栝楼   Guālóu
  Trichosanthes kirilowii Maxim.   3653
  Droge: Fructus Trichosanthis

- གང་ལ་སུག་   红萝卜   Hóngluóbo
  Daucus carota L.var. sativa DC.   3232
  Droge: Radix

  胡萝卜   Húluóbo
  idem   ----

- གུན་འབྲུམ་   葡萄   Pútao
  Vitis vinifera L.   4809
  Droge: Fructus

- གུར་གུམ་མེ་ཏོག་   红花   Hónghuā
  Carthamus tinctorius L.   1999
  Droge: Flos Carthami

| གུར་གུམ་ | 安息香 | Ānxīxiāng |

Styrax tonkinensis (Pier.) Craib   1916
Droge: Benzoinum

| གུར་དེག་ | 野薄荷 | Yěbòhe |

Teucrium viscidum Bl.   0409
Droge: Herba
(weitere Angaben: 1547, 2889, 3341, 3345, 4691)

| གོ་སྙོད་ | 茴香 | Huíxiāng |

Foeniculum vulgare Mill.   3306
Droge: Fructus

| དགོ་དགོ་ | 马勃 | Mǎbó |

Calvatia lilacina (Mont.& Berk.) Lloyd   0586
Las(h)iosphaera fenzlii Reich.
Droge: Las(h)iosphaera seu Calvatia

| སྒོག་པ་གཅིག་མ་ | 独夫蒜 | Dútóusùan |

Allium sativum L.   0190
Droge: Radix

| རྒྱ་སྐྱེགས་ | 茜草 | Qiàncǎo |

Rubia cordifolia L.   3276
Droge: Radix Rubiae

| | 紫胶 | Zǐjiāo |

Laccifer lacca Kerr.   4892
Droge: Gelatum

| རྒྱ་སྨྱུག་ | 墨 | Mò |

Tusche (aus Resina pini)   5484
Droge: dieselbe

| | 香墨 | Xiāngmò |

idem   ----

| རྒྱ་ཙེ་དུག་ལོ་ | 升麻 | Shēngmá |

Cimicifuga foetida L.   0912
    ""   dahurica (Turcz.) Maxim.
Droge: Rhizoma Cimicifugae

| གྲོ་མ་ | 人参果 | Rénshēnguǒ |

Herminium monorchis (L.) R.Br.   0064
Droge: Herba cum radice

བོང་།	蕨麻草	Juémácǎo	
	Potentilla anserina L. Droge: Radix		5464
གོ་ལོ་ར་འཛིན།	蕨麻	Juémá	
	Potentilla anserina L. Droge: Radix		5464
གླ་སྒང་།	草香附	Cǎoxiāngfù	
	Juncus amplifolius A.Camus Droge: Rhizoma		3298
གླང་ཆེན་མཁྲིས་པ།	象胆	Xiàngdǎn	
	Elephas maximus L. Droge: Fel Elephantis		4601
གླང་སྣ་མེ་ཏོག	鹅首马先蒿	Éshǒumǎxiānhāo	
	Pediculus anas Maxim. var.tibetica Bonati Droge: Flos		4998
ངང་ལག	香蕉	Xiāngjiāo	
	Musa paradisiaca L.var.sapientum O.Ktze. Droge: Fructus		3451
མངར་ཁམ།	杏儿	Xìngěr	
	Prunus armeniaca L. Droge: Fructus, Semen		2240
མངར་ཞིང་།	甘草	Gāncǎo	
	Glycyrrhiza uralensis Fisch. " " glabra L. " " kansuensis Chang & Peng Droge: Radix Glycyrrhizae		1187
དངུལ་ཆུ།	水银	Shuǐyín	
	(1. Cinnabar) 2.Mercury/Quecksilber Droge: dieselbe		1054
དངུལ་ཏིག	卷耳	Juǎněr	
	Xanthium sibiricum Patr.& Widd. Droge: Herba et Fructus Xanthii		2175/4703
	田野卷耳	Tiányějuǎněr	
	idem		----

- རུམ་ཙེན།   癣药   Xuǎnyào
    Rumex madaio Mak.   0143
    Droge: Radix
- རོག་དཔར།   黄荆子   Huángjīngzǐ
    Vitex negundo L.   4196
    Droge: Fructus
- རོ་སྲེ།   异叶青蓝   Yìyèqīnglán
    Dracocephalum heterophyllum Benth.   1515
    Droge: Herba
                              大花点夫菊   Dàhuādiǎntóujú
    idem   ----
- རོ་སྲོ་གཉེར་ཚ།   列当   Lièdāng
    Xylanche himalaica G.Beck.   2542
    Droge: Bulbus
                              丁座草   Dīngzuòcǎo
    idem   ----
                              枇杷芋   Pípáyù
    idem   ----
- རོ་ཚ་སྙེན་སྲེར་པོ།   卷柏   Juǎnbǎi(=bǒ)
    Selaginella tamariscina (Beauv.) Spring   3067
    ""   pulvinata (Hook.& Greev.) Maxim.
    Droge: Herba
- རོ་ཙག་ཤ།   轮叶棘豆   Lúnyèjídòu
    Oxytropis chiliophylla Royle   2724
    Droge: Herba Oxytropis
                              莪大夏   Édàxià
    idem   ----
- རོ་དུག་མོ་ཉུང་།   白薇   Báiwēi
    Cynanchum atratum Bge.   1394
    Droge: Radix Cynanchi atrati
- རོ་ལྷི་ཤི།   唐古特扳春   Tánggǔtebàochūn
    ? Primula-Art? cf.2270
    ? Rhododendron-Art? cf. 2097   ----

	野棉花	Yěmiánhuā	
ཙོ་སྱབ་	?Anemone-Art? cf.4414 Weitere Angaben: 1114,1319,1643,2896, 3149,3809,4188,4244,4272.		----
སྟོན་ད་	刺芒龙胆 ? Enzian-Art? cf.1284	Cìmánglóngdǎn	----
ད་ལྡུ་ཞིག་	前胡 Peucedanum praeruptorum Dunn " " decursivum (Miq.) Maxim. Droge: Radix Peucedani	Qiánhú	3546
ལྡུ་བ་	当归 Angelica sinensis (Oliv.) Diels Droge: Radix Angelicae sinensis	Dānggūi	1763
ལྡུ་བ་ཙུང་བ་	明党参 Changium smyrnoides Wolff Droge: Radix Changij	Míngdǎngshēn	2769
ལྡུགས་ཏིག་	湿生扁蕾 Gentianopsis paludosa (Munro) Ma Droge: Herba	Shīshēngpiānlěi	1284
ལྡུགས་ཏིག་དམར་པོ་	龙胆草 Gentiana scabra Bge " " manshurica Kitag. " " triflora Pall. " " regescens Franch. Droge: Radix Gentianae	Lóngdǎncǎo	1284
ལྡུགས་སྲུལ་	铁蛇 ?	Tiěshé	----
ལྡུམ་ཅན་མེ་ཏིག་	草芙蓉 ?	Cǎofúróng	----
ལྡུམ་ར་	冬苋菜 Malva verticillata L. Droge: Semen, Folia	Dōngxiàncài	1536
ལྡུམ་ར་ཧ་ལོ་	冬苋菜 Malva verticillata L. Droge: Semen, Folia	Dōngxiàncài	1536

- རུ་གང་   石膏   Shígāo
  Gypsum   1214
  Droge: Gypsum fibrosum

- ལྕུམ   大黃   Dàhuáng
  Rheum palmatum L.   0188
  "" officinale Baill.
  Droge: Radix et rhizoma Rhei

- ལྕེ་ཚ   绢毛毛茛   Juànmáomáogèn
  Ranunculus-Art cf.0881   ----

- ཅོང་ཞི   ++/   寒水名 (石?)   Hánshuǐmíng
  Sarat Chandra Das, S.385: Soma plant   ----

石 · ཅོ་དེ་ཁ   枣子   Zǎozǐ
  Ziziphus jujuba Mill.   5292
  ""   ""   "" var.inermis(Bge.)Rehd.   0187
  Droge: Semen, Fructus

- ཅོ་རི་ཁ་འཛར་   胡颓子(叶)   Hútuízǐ(yè)
  Elaeagnus pungens Thunb.   3238
  Droge: Fructus et folia Elaeagni

- རྒུན་འབྲུམ   葡萄   Pútáo
  Vitis vinifera L.   4809

- རྒུ་དུག་བགས་པོ   盘花垂头菊   Pánhuāchuítóujú
  ? Cremanthodium-Art? cf.0759   ----

- རྒུ་མ་ཉེ   西伯利亚蓼   Xībólìyàliǎo
  ? Polygonum-Art? cf.5317,1057.   ----

- རྒྱ་མཚོ་ལྕུ   浮萍草   Fúpíngcǎo
  Spirodela polyrrhiza Schleid.   4005
  Droge: Herba Spirodelae

- རྒུ་རྩོག་སྒྲོལ་ཡག   水胡芦苗   Shuǐhúlúmiáo
  Halerpestes sarmentosa (Adams) Kom.   1148
  Droge: Herba

三 · ཇ   茶(叶)   Chá(yè)
  Camellia sinensis O.Ktze.   3320
  Droge: Folia

          ++/ Hánshuǐshí 寒水石 5046 Calcitum

ཨ་ · གཉན་དུག 毒草 Dúcǎo
Phytolacca acinosa Roxb.
" "   americana L.   ----
Droge: Radix Phytollaccae

                商陆   Shānglù
idem   4664

· ཉི་མ་མེ་ཏོག 向日葵(花)   Xiàngrìkuí(huā)
Helianthus annuus L.   1869
Droge: Flos

· ཡུང་དཀར 白芥子   Báijièzǐ
Brassica alba (L.) Boiss.   1423
Droge: Semen

· ཡུང་མ 蔓菁   Mànjīng
Brassica rapa L.   2138
Droge: Folia

                芜菁   Wújīng
idem   2138

· སྦྲི་མོའི་གླ་མ 芒   Máng
Miscanthus sinensis Anderss.   1677
Droge: Rhizoma

ཏ་ · ཏ་མིག 马蹄细辛   Mǎtíxìxīn
Asarum maximum Hemsl.   3853
Droge: Herba cum radice

                土细辛   Tǔxìxīn
idem et Asarum caudigerum Hance   3853
Weitere Angaben: 0088,0121,1119,1784,
2094,2166,2688,2866,3082,3897,4194,
4236,4482,4950.

· ཏག་(ཏུ་)ངུ 第膏菜   Dìgāocài
? Sarat Chandra Das, S.533-534:"name   ----
of a medicinal flower on which dew is
formed at all times on account of which
is said to be always in tears. It grows
on high altitudes in Tsari the most eas-
terly district of Central Tibet".

· ཏག་ཏུ་མེར་པོ 地耳草 Dìěrcǎo
Hypericum japonicum Thunb.   1628
Droge: Herba Hyperici japonici

- རྩི་རྒྱུད 辛夷 Xīnyí

  Magnolia liliflora Desr.
  " " denudata Desr.
  " " biondii Pamp.
  Droge: Flos Magnoliae   2354

- རྩི་ལྡུམ་ 酸柳果 Suānliǔguǒ

  ?Salix-Art? cf.3172,3179   ----

- རྩི་ཤ 陇蜀杜鹃 Lǒngshǔtǔjuān

  Rhododendron przewalskii Maxim.
  Droge: Folia   2927

- རྩི་ཤའི་མེ་ཏོག་དམར་པོ 红杜鹃花 Hóngtǔjuānhuā

  Rhododendron arboreum Smith f.var.   2056
  roseum Sweet   Droge:Flos

- རྩི་ཚེར 猪毛菜 Zhūmáocài

  Salsola collina Pall.
  Droge: Herba   4560

- རྩི་བཞི་མ་ཁྲག་ཅན 假百合 Jiǎbǎihé

  Notholirion hyacinthinum (Wils.) Stapf   4511
  Droge: Rhizoma

- རྩི་བཞི་མ་ཁྲག་མེད 澜江百合 Lánjiāngbǎihé

  Lilium lankongense Franch.   5518
  Droge: Bulbus

- རྩིད་རུས 虎骨 Hǔgǔ

  Panthera tigris L.
  Droge: Os Tigridis   2747

- རྩོད 镰形棘豆 Liánxíngjídòu

  Oxytropis falcata Bge.   5670
  Droge: Herba

- དང་ཀུན 当归 Dāngguī

  Angelica sinensis (Oliv.) Diels   1763
  Droge: Radix Angelicae sinensis

- དང་ཀུན་ནག་པོ 防风 Fángfēng

  Ledebouriella divaricata (Turcz.) Hiroe   1985
  Droge: Radix Ledebouriellae

- སྟར་ཀ 核桃 Hútáo

  Juglans regia L.   3224
  Droge: Semen, Fructus

- སྐྱེར་ཤོགས་   核桃壳   Hútáoké
  Juglans regia L.   3224/3226
  Droge: Pericarpium fructi

- སྐྱེར་བུ་   醋柳果   Cùliǔguǒ
  Hippophae rhamnoides L.   5455
  Droge: Fructus

- ཏིག་ཏ་   ?   ----
  Sarat Chandra Das, S.515 : Gentiana chiretta   ----
  Dr. Yeshi Dönden: Gentiana barbata

- ཏིལ་   芝麻   Zhīmā
  Sesamum indicum DC.   ----
  Droge: Planta tota

- ཏིལ་དཀར་   白芝麻   Báizhīmā
  Sesamum indicum DC.   ----
  Droge: Semen Sesami albi

- ཏིལ་ནག་   黑芝麻   Hēizhīmā
  Sesamum indicum DC.   4955
  Droge: Semen Sesami (nigri)

- ཏིལ་སྣུམ་   芝麻油   Zhīmāyóu
  Sesamum indicum DC.   ----
  Droge: Oleum Sesami

       香油   Xiāngyóu
  idem (vide Stuart, S.290)   ----

- ཏིལ་འབྲུ་   芝麻粒   Zhīmālì
  Sesamum indicum DC.   ----
  Droge: Semen

- ཏིལ་མར་   芝麻油   Zhīmāyóu
  Sesamum indicum DC.   ----
  Droge: Oleum Sesami

- སྐྱུང་ཅེལ་   黄花紫堇   Huánghuāzǐjǐn
  Corydalis boweri Hemsl.   4237
  Droge: Herba

ཐ   - ཐང་ཕྲོམ་དཀར་པོ་   马尿泡   Mǎniàopào
  Przewalskia tangutica Maxim.   0594/3941
  Droge: Semen, radix

བྱང་ཐོམ་ཡང་བ་རྩི།	天仙子	Tiānxiānzǐ
Hyoscyamus niger L. Droge: Semen		0649
བྲ་རུ།	大戟	Dàjǐ
Euphorbia pekinensis Rupr. Droge: Radix		0189
བྲ་རུ་ལོ་མ་ཆུང་བ།	小叶大戟	Xiǎoyèdàjǐ
Euphorbia-Art cf.0189		----
བྲལ་ཚྭ།	炒盐	Chǎoyán
Burnt salt (Sarat Chandra Das,S.575) Droge: Sal ustum		----
	灰盐	Huīyán
idem		----
མཆོང་རྩི།	阳起石	Yángqǐshí
Actinolite Droge: Actinolitum		1976
ད་ · དཀ	蓖麻子	Bìmázǐ
Ricinus communis L. Droge: Semen Ricini		5108
ད་ཏིག	五味子	Wǔwèizǐ
Schisandra sinensis (Turcz.) Baill. Droge: Fructus Schisandrae		0772
ད་བྱིད།	水蜥蜴	Shuǐxìyì
Eumeces chinensis (Gray) (a lizard of Ladak) Droge: Corpus totum Eumecis		1226
	大云虎	Dàyúnhǔ
idem		----
ད་ལིས།	冬青	Dōngqīng
Ilex chinensis Sims. Ligustrum lucidum Ait. (Sarat Chandra Das,S.612:"a species of dwarf rhododendron with fragrant leaves" Droge: Folia,Fructus		1534 0467

དུ་ནག	天南星	Tiānnánxīng	
	Arisaema consanguineum Schott "" heterophyllum Bl. "" amurense Maxim. Droge: Rhizoma Arisaematis		0656

· འདམ་བུ་གཡེར་ 杉叶藻 Shānyèzǎo

Hippuris vulgaris L. 2107
Droge: Herba

· འདམ་བུ་ 芦苇 Lúwěi

Phragmites communis L.Trinius 2191
Droge: Planta tota

· འདམ་བུ་རྩ་ 芦根 Lúgēn

Phragmites communis L.Trinius 2191
Droge: Rhizoma Phragmitis

· དར་བུ་མི་ཞོ་ 僵蚕 Jiāngcán

Bombyx mori L.
Beauveria bassiana (Bals.) Vuill. 1468
Droge: Bombyx batryticatus

· སྡིག་ང་ 一枝箭 Yīzhījiàn

Pyrrhosia lingua (Thunb.) Farw. 1202
Lycoris radiata (L'Her.) Herb. 1212
Sanguisorba officinalis L. 1617
Hypericum ascyron L. 2023
Lespedeza cuneata (Dum.Cours.)G.Don 3006
Aconitum szechenyianum Gay. 3829
Cynanchum paniculatum (Bge.) Kitag. 3897

· དུག་མོ་ཉུང་ 连翘 Liánqiào

Forsythia suspensa Vahl 2271
Droge: Fructus Forsythiae

· དུང་ཅན་མེ་ཏོག་ 喇叭花 Lǎbāhuā

Pharbitis nil (L.) Choisy Semen 3365
Hybiscus syriacus L. Flos 0731

· རྩ་དུ་ར་ལ་ 贯众 Guànzhòng

Cyrtomium fortunei J.Smith 3002
Droge: Rhizoma

· ལུམ་དུ་ཁྱུག་གཅིག་ 仙鹤草 Xiānhècǎo

Agrimonia pilosa Ledeb.var.japonica 1372
(Miq.) Nakai
Droge: Herba Agrimoniae

ལྷུམ་བུ་བུང་ཚུབ	敦盛草	Dūnshèngcǎo

Cypripedium tibeticum King & Rolfe   5033
Droge: Radix

རྡོ་གཡུད	赤石脂	Chìshízhī

Halloysite   2223
Droge: Halloysitum rubrum

རྡོ་རྒྱུས་དཀར་པོ	石膏	Shígāo

Gypsum fibrosum   1214
Droge: dieselbe

རྡོ་མཉེན	石膏	Shígāo

Gypsum fibrosum / alabaster   1214
Droge: dieselbe

ལྡོང་སྲུང	天麻	Tiānmá

Gastrodia elata Bl.   0642
Droge: Rhizoma Gastrodiae

ལྡོང་རོས	雄黄	Xiónghuáng

Realgar   4853
Droge: dieselbe

འདྲི་ཚེར་མ	枸杞	Gǒuqǐ

Lycium chinense Mill.   3163
Droge: Fructus Lycii

འདྲེས་མ	马兰草	Mǎláncǎo

Kalimeris indica (L.) Sch.-Bip.   5666
Droge: Herba Kalimeridis

ན	ན་ག་གི་སེར	使君子	Shǐjūnzǐ

Quisqualis indica L.   2836
Droge: Fructus Quisqualis

པ	པ་ཏོལ	鸦葱	Yācōng

Scorzonera austriaca Willd.   3386
Droge: Radix

པ་ཡག་ཚོབ	兰石草	Lánshícǎo

Lancea tibetica Hook.f.& Thoms.   1545
Droge: Herba

སྤུ་འུ	杜松子	Dùsōngzǐ

Juniperus rigida Sieb.& Zucc.   2095
Droge: Fructus

- སྤམ་ 杜松 Dùsōng
  Juniperus rigida Sieb.& Zucc. 2095
  Droge: Fructus

- དཔའ་བོ་དཀར་པོ་ 商陆 Shānglù
  Phytolacca acinosa Roxb. 4664
  "   "   americana L.
  Droge: Radix Phytolaccae

- སྤང་རྒྱན་དཀར་པོ་ 白花龙胆 Báihuālóngdǎn
  Gentiana algida Pall. 1488
  Droge: Herba cum radice

- སྤང་རྒྱན་སྔོ་ནག་ 兰花龙胆 Lánhuālóngdǎn
  Gentiana-Art cf.1488 ----

- སྤང་སྤོས་ 甘松 Gānsōng
  Nardostachys jatamansi DC. 1186
  "   "   chinensis Batal.
  Droge: Rhizoma Nardostachyos

- སྤང་རྩི་དོ་བོ་ 翼首草 Yìshǒucǎo
  Pterocephalus hookeri (C.B.Clarke) Höeck 5643
  Droge: Herba Pterocephali

- སྤང་རམ་ལོ་མ་ཚང་བ་ 拳参 Quánshēn
  Polygonum bistorta L. 4022
  Droge: Rhizoma Bistortae

  草叶参 Cǎoyèshēn
  idem ----

- པད་མ་སེར་པོ་ 黄牡丹 Huángmǔdān
  Paeonia lutea Franch. cf.2292 ----
  Droge: Cortex radicis Paeoniae luteae

- པར་པ་ཏ་ 角茴香 Jiǎohuíxiāng
  Hypecoum leptocarpum Hook f.& Thoms. 3091
  Droge: Herba

- པི་པི་ལིང་ 荜茇 Bìbá
  Piper longum L. 3280
  Droge: Fructus

- པུ་ཀར་སྨུག་ 木香 Mùxiāng
  Saussurea lappa Clarke 0703
  Aucklandia lappa Decne.
  Droge: Radix Aucklandiae

· རོང་མ་ལ་ཤན་པ། 漏芦 Lòulú

Rhaponticum uniflorum (L.) DC. 5397
Echinops latifolius Tausch.
Droge: Radix Rhapontici seu Echinopsis

· དེ་ཡང་ཀུ། 甘青青兰 Gānqīngqīnglán

Dracocephalum tanguticum Maxim. 3940
Droge: Herba Dracocephali tangutici

· འོམ་མ། 柽柳 Chēngliǔ

Tamarix chinensis Lour. 3202
Droge: Folia, Ramuli

· སྤོས་ཤེལ། 琥珀 Hǔpò

Amber 4727
Droge: Succinum

· སྤང་ཚེར་དཀར་པོ། 细叶刺参 Xìyècìshēn

? ----

· སྤང་ཚེར། 大蓟 Dàjì

Cirsium japonicum DC. 0191
Droge: Herba seu radix Cirsii japonici

· སྤྱི་ཞུར། 杜仲 Dùzhòng

Eucommia ulmoides Oliv. 2092
Droge: Cortex Eucommiae

· སྤྱིན་(སྤྱང་) 胶 Jiāo

Colla ex bovi 4189
Droge: dieselbe

· སྤྲ་བ། 打火草 Dǎhuǒcǎo

Anaphalis nepalensis (Spr.) Hand.-Mazz. 1317
Droge: Herba

· སྤྲ་བ་ཅན། 艾叶 Àiyè

Artemisia argyi Lévl. & Vant. 1175
"   "   vulgaris L.
Droge: Folia Artemisiae argyi

· སྤྲ་དཀར། 独活 Dúhuó

Angelica pubescens Maxim. var. biserrata 3510
Shan & Yuan
Droge: Radix Angelicae pubescentis

༄་དཀར་མཆོག	多裂独活	Duōliěduhuó
	Angelica-Art cf.3510	----
༄་དཀར་དམར་པ	肾叶唐松草	Shènyètángsōngcǎo
	Thalictrum petaloideum L.	5704
	Droge: Radix	
༄་ན	九眼独活	Jiǔyǎnduhuó
	Angelica henryi Harms	3510
	Notopterygium incisum Ting	2386
	Droge: Radix seu Rhizoma Notopterygii	
	羌活	Qiānghuó
	idem	2386
༄ད་དམར	阔叶缬草	Kuòyèxiécǎo
	Valeriana officinalis var. latifolia Miq.	5335
	Droge: Radix	
༄ལ་ཟླ	土茯苓	Tǔfúlíng
	Smilax glabra Roxb.	0166
	Droge: Rhizoma Smilacis glabrae	
པ་བ་དགོ་དགོ	马勃	Mǎbó
	Las(h)iosphaera fenzlii Reich.	0586
	Calvatia gigantea (Batsch.ex Pers.) Lloyd	
	"" lilacina (Mont.& Berk.)Lloyd	
	Droge: Las(h)iosphaera seu Calvatia	
༄ག་ཚོན་ཀྱ་པ	丹参	Dānshēn
	Salvia miltiorrhiza Bge.	0977
	Droge: Radix Salviae miltiorrhizae	
༄ར་ནག	结血蒿	Jiéxuèhāo
	Artemisia-Art	----
༄ར་མོང་ནག་པོ	牛尾蒿	Niúwěihāo
	Artemisia japonica Thunb.	2291
	"" sieversiana Ehrh.ex Willd.	1392
	Droge: Herba	
བ་ཟུ	喜马拉亚紫茉莉	Xǐmǎlāyǎzǐmòlì
	Mirabilis himalayica (Edgew.) Heim.	4839
	Droge: Radix	
བ་རུར	毛诃子	Máohēzǐ
	Terminalia billerica Roxb.	----
	Droge: Fructus Terminaliae billericae	

- ནབྲུ་སྨུག་པོ་ 紫石英 Zǐshíyīng

Fluorite 4872
Droge: Fluoritum

- ནའང་ལྗབ་ 白芷 Báizhǐ

Angelica dahurica (Fisch.ex Hoffm.) Benth. 1380
"" anomala Lallem & Hook.
"" taiwaniana Boiss.
Droge: Radix Angelicae dahuricae

- ནསུ་ 冬青子 Dōngqīngzǐ

Ilex chinensis Sims 1533
Droge: Fructus

- ནལེ་ག་ 木通 Mùtōng

Akebia trifoliata Koidz.var.australis(Diehls)
　　　　　　　　　　　　　　　　　　Rehd. 0706
"" "" "" (Thunb.)
"" quinata (Thunb.) Decne
Droge: Radix, Fructus

- ནལེ་ག་ཞན་པ་ 防己 Fángjǐ

Stephania tetrandra S.Moore 1984
Aristolochia fangchi Wu
"" heterophylla Hemsl.
Droge: Radix Stephaniae tetrandrae

- ནལེ་གའི་རིགས་ 马兜铃 Mǎdōulíng

Aristolochia contorta Bge. 0603
"" debilis Sieb.& Zucc.
Droge: Fructus Aristolochiae

- ནཤག་ 纤毛婆婆纳 Xiānmáopópóna

Veronica ciliata Fisch. 2076
Droge: Herba

- སྲུ་ཡག་ 丹参 Dānshēn

Salvia miltiorrhiza Bge. 0977
Droge: Radix Salviae miltiorrhizae

- སྦལ་ལྗོང་ 蝌蚪 Kēdǒu

Rana limnocharis Boil 5476
"" plancyi Letaste
"" nigromaculata Hallowell
Droge: Corpus totum Ranae

- འདུར་སྦོག་ 蜗牛壳 Wōniúké
　　་ཀྱི་

Eulota peliomphala Pfr. 5166
Droge: (Schneckenhaus),Eulota

- འབུ་བྱང་པ་　　　　　斑蝥　　　　Bānmáo

  Mylabris phalerata Pall.　　　　　　　　　　　4730
  ""　　cichorii L.
  Droge: Mylabris

- འབུ་དམར་　　　　　蚯蚓　　　　Qiūyǐn

  Lumbricus spencer /L. terrestris　　　　　　4334
  Pheretima aspergillum (Perrier)
  Allolobophora caliginosa (Savigny) var.
  trapezoides (Ant.Dugês)
  Droge: Lumbricus

  　　　　　　　　　地龙　　　　Dìlóng
  idem　　　　　　　　　　　　　　　　　　　　　4334

- སྦྲང་ཚང་　　　　　蜂房　　　　Fēngfáng

  Parapolybia varia Fabr.　　　　　　　　　　　5741
  ""　　japonicus Sauss.
  ""　　olivaceus (De G.)
  Droge: Nidus vespae

  　　　　　　　　　蜂窝　　　　Fēngwō
  idem　　　　　　　　　　　　　　　　　　　　　5741

- རེ་ལྕུག་རི་རལ་　　　骨碎补　　　Gǔsuìbǔ

  Drynaria fortunei (Kunze) J.Sm.　　　　　　 3421
  ""　　baronii (Christ) Diels
  Droge: Rhizoma Drynariae

- བོང་དཀར་　　　　　榜嘎　　　　Bǎnggā

  Aconitum naviculare Stapf　　　　　　　　　　4531
  ""　　tanguticum (Maxim.)Stapf　　　　　　　 4277
  Droge: Herba Aconiti bonga

- བོང་ང་ནག་པོ་　　　　草乌　　　　Cǎowū

  Aconitum kusnezoffii Reichb.　　　　　　　　3287
  Droge: Radix Aconiti kusnezoffii

- བོང་ང་ནག་པོ་མེ་ཏོག་སེར་པོ་　雪山一支蒿　Xǔeshānyīzhīhāo

  Aconitum kongboense Lauener　　　　　　　　 4291
  ""　　brachypodum Diels
  (richtig statt 雪山 Xǔe shān 雪上 Xǔeshàng)
  Droge: Radix Aconiti brachypodi

- བྱ་སྐྱུང་པ་　　　　　甘青翠雀　　Gānqīngcuìquè

  ? Delphinium-Art? cf. 5761

•བྱ་ཁྱུང་མཁྲིས་པ་ 老鷹膽 LǎoyīngdǎnMilvus korschun lineatus (Gray) cf.2735   ----
Droge: FelMilvi

•བྱ་ཁྱུང་སྟོས་ 囊距翠雀 Nāngjùcuìquè
Delphinium brunonianum Royle   5761
Droge: Herba

•བྱ་བྲུན་ 鷹糞炭 Yīngfèntàn
? Accipiter gentilis schvedowi (Menzbier)   ----
cf.5677-5678; Sarat Chandra Das, S.574:
"dung of birds".
Droge: Excrementum ustum Accipiteris

•བྱ་དེའི་ཕོ་བའི་ནང་ལྤགས་ 鸡内金 Jīnèijīn
Gallus gallus domesticus Braisson   2432
Droge: Endothelium corneum gigeriae galli

凤凰衣 Fènghuángyī

ˉidem   ----

•བྱ་མ་བྱིའུའི་ཤ་ 鼯鼠肉 Wúshǔròu
Petaurista petaurista(Pallas)   5767
Droge: Caro Petauristae

•བྱང་ཆུབ་ཤིང་ 葛根 Gégēn
Pueraria lobata (Willd.) Ohwi   4796
Droge: Radix Puerariae

•བྱར་པ་ནག་རྩེ་ 柳叶菜 Liǔyècài
Epilobium hirsutum L.   1144
Droge: Herba

•བྱི་དུང་ག་ 蔓荆子 Mànjīngzǐ
Vitex trifolia L.   5309
Droge: Fructus Viticis trifoliae

•བྱི་ནས་ 萹蓄 Biǎnxù
Polygonum aviculare L.   4834
Droge: Herba Polygoni avicularis

•བྱི་ཚེར་ 苍耳子 Cāngěrzǐ
Xanthium sibiricum Patr.ex Widd.   2176
Droge: Fructus Xanthii

- ཞི་བ་ཞང་། 牛蒡子 Niúbàngzǐ
  Arctium lappa L.
  Droge: Fructus Arctii
  0861

- ཞི་ཚི། 荆芥 Jīngjiè
  Schizonepeta tenuifolia Briq.
  Droge: Herba Schizonepetae
  3246

- ཞི་རག་གསོ་པོ། 香薷(草) Xiāngrú(cǎo)
  Elsholtzia splendens Nakai ex.F.Maekawa 3453
  "   "   ciliata (Thunb.) Hyland 1552
  "   "   luteola Diels 4201
  Mosla chinensis Maxim. 1246
  Droge: Herba Elsholtziae seu Moslae

- ཞི་རག་མེར་པོ། 萼果香薷 Èguǒxiāngrú
  Elsholtzia densa Benth.var.calycocarpa
  (Diels) C.Y.Wu
  Droge: Herba
  4804

- ཞི་སེར་དཀར་པོ། 黄芪 Huángqí
  Astragalus membranaceus (Fisch.)Bge. 4153
  "   "   floridus Benth.
  Hedysarum polybotrys Hand.-Mazz.
  Droge: Radix Astragali seu Hedysari

- ཞི་སེར་གང་ནུ་ཅན། 膜荚黄芪 Mójiáhuángqí
  Astragalus-Art, cf.4153

- ཉིང་ཅིང་ཤུ་སམ། 土鳖虫 Tǔbiēchóng
  Eupolyphaga sinensis Walker
  Steleophaga plancyi (Bol.)
  Droge: Eupolyphaga seu Steleophaga
  5633

- བྱུ་རུ། 珊瑚 Shānhú
  Corallium japonicum Kishinouye
  Droge: dieselbe
  3095

- བ་སྤུ་ཏི་པོ། 卷丝苦苣苔 Juǎnsīkǔjùtái
  Corallodiscus kinginus (Craib.) B.L.Burtt
  Droge: Herba
  3068

- བ་སྤྲིན་འཁྱིལ་བ། 戟叶石苇 Jǐyèshíwěi
  Lepisorus waltonii (Ching) Ching
  Droge: Herba
  4784

་བག་རྙེད་པོ་	银粉背蕨	Yínfěnbèijué	
	Aleuritopteris argentea (Gmél.) Fee		4055
	Droge: Herba tota		
་བག་རྩེས་	唐古特缬草	Tánggǔtèxiécǎo	
	Valeriana-Art, cf. 5525		----
་སྦྲང་རྩི་	蜂蜜	Fēngmì	
	Apis cerana Fabricius		5171
	Droge: Mel Apis		
་འབྲས་སྦལ་ལོ་ལྦུན་	果上叶	Guǒshàngyè	
	? Bulbophyllum odoratissimum (J.E.Smith) Lindl.--		
	cf.2816 (im tibet.Wörterbuch unrichtig		
	果生叶 Guǒshēngyè geschrieben).		
	Droge: Herba		
་འབྲི་མོག་	紫草	Zǐcǎo	
	Lithospermum erythrorhizon Sieb.& Zucc.		4863
	Arnebia euchroma (Royle) Johnst.		
	Droge: Radix Arnebiae seu Lithospermi		
་དབང་ལག་	手掌参	Shǒuzhǎngshēn	
	Gymnadenia conopsea R.Br.		0880
	Droge: Rhizoma Gymnadeniae		
	手参	Shǒushēn	
	idem		0880
	草甸红门蓝	Cǎodiànhóngménlán	
	idem		0880
མ་ ་མ་ནུ་	土木香	Tǔmùxiāng	
	Inula helenium L.		0144
	"" racemosa Hook.f.		
	Droge: Radix Inulae racemosae		
	藏木香	Zàngmùxiāng	
	idem		----
་མེ་སྨེ་ལྗགས་	狗尾草	Gǒuwěicǎo	
	Setaria viridis (L.)		2959
	Droge: Herba		
་མེ་མེ་རྒྱུས་རྒྱུས་	砖子苗	Zhuānzǐmiáo	
	Mariscus compactus (Retz) Druce		3357
	Droge: Herba		

Tibetan	Chinese	Pinyin	
མེད་ཅན་རལ་པོ་	薰倒牛	Xūndàoniú	
	Biebersteinia heterostemon Maxim.		3914
	Droge: Fructus		
མེད་ཅན་སེར་པོ་	虱草花	Shīcǎohuā	
	Pulicaria insignis Drumm.		3076
	Droge: Flos		
མེ་ཏོག་གངས་ལྷ་	雪莲花	Xuěliánhuā	
	Saussurea tridactyla Sch.-Bip.		4285
	"" laniceps Hand.-Mazz.		
	"" involucrata Kar.& Kin.		
	Droge: Caulis et flos		
མེ་ཏོག་ལུག་མིག་	紫菀	Zǐwǎn	
	Aster tataricus L.f.		4866
	Droge: Radix Asteris		
མོན་ལུག་	香附子	Xiāngfùzǐ	
	Cyperus rotundus L.		3442
	Droge: Rhizoma Cyperi		
ཙང་ཙི་ཤིང་	鸡爪黄连	Jīzhuǎhuánglián	
	Nandina domestica Thunb.		3268
	(weitere Angaben: 4148, 5288)		
	Droge: Fructus		
ཚ་མཁྲིས་	鹅不食草	Ébùshícǎo	
	Centipeda minima A.Br.& Aschers.		4994
	(im tibet.Wörterbuch statt 鹅不食草		
	Ébùshícǎo 鹅食草 Éshícǎo)		
	Droge: Herba Centipedae		
ཚ་མཁྲིས་པ་ལོམ་	沙生凤毛菊	Shàshēngfēngmáojú	
	?		----
ཚ་མཁྲིས་ནག་	粉苞苣	Fěnbāojù	
	Ixeris gracilis (DC.) Stebb.		4012
	Droge: Herba		
ཚུ་འདག་ཅུང་	灯芯草	Dēngxīncǎo	
	Juncus effusus L.var.decipiens Buchen.		1901
	(im tibet.Wörterbuch statt 芯 Xīn(=心)		
	蕊 Ruǐ angegeben)		
	Droge: Medulla Junci		

• ཙུ་པད་མ། 芍药花 Sháoyàohuā

　　Paeonia lactiflora Pall. 1412
　　Droge: Radix 2225

• ཙུ་འབྲུ་ལོ་མ་ཆུང་བ། 麦(门)冬 Mài(mén)dōng

　　Ophiopogon japonicus Ker-Gawl. 2082
　　Droge: Radix Ophiopogoni

• ཙུ་རྨ་མདོངས་ལོ་མ་ཆེ་བ། 大叶凤尾 Dàyèfèngwěi

　　Pteris nervosa Thunb. 0246
　　Droge: Herba

• ཙུ་ར་མ་ར། 白茅根 Báimáogēn

　　Imperata cylindrica (L.)P.Beauv.
　　var.major (Nees) C.E.Hubb. 1435
　　Droge: Rhizoma Imperatae

• ཙུ་ལྱ་ཟླ། 水木贼 Shuǐmùzéi

　　?Equisetum-Art? cf.0145,0705 ----

• ཙད་བོད། 紫茎棱子芹 Zǐjīnglēngzǐqín

　　? ----

• ཙུད་ཆུང་བ། 岩川芎 Yánchuānxiōng

　　Peucedanum praeruptorum Dunn. 3546
　　Droge: Radix

• ཙན་དན། 檀香树 Tánxiāngshù

　　Santalum album L. 5607
　　Droge: Lignum

　　　　　　　　　　　檀香木 Tánxiāngmù
　　idem ----

• ཙན་དན་དཀར་པོ། 白檀香 Báitánxiāng

　　idem ----

• ཙན་དན་དམར་པོ། 紫檀香 Zǐtánxiāng

　　Pterocarpus indicus Willd. 4869
　　Droge: Lignum

• བཙན་དུག 草乌(头) Cǎowū(tóu)

　　Aconitum kusnezoffii Rehb. 3287
　　Droge: Radix Aconiti kusnezoffii

ཙོམ་པ་ག	木兰花	Mùlánhuā	
	Magnolia liliflora Desr. Droge: Flos		0713
ཙི་ཏུ་ག	辣椒	Làjiāo	
	Capsicum frutescens L. Droge: Fructus		5373
ཞེ་ཞེ་གུ་ལོ	穗花蓼	Suìhuāliǎo	
	? Polygonum-Art? cf. 1057,5317		----
གཙོ་མོ	苎麻	Zhùmá	
	Boehmeria nivea (L.) Gaud. Droge: Radix Boehmeriae		2687
	大麻	Dàmá	
	(Eupatorium chinense L.) Radix Cannabis sativa L. Semen		0462 1019
བཙོང	葱	Cōng	
	Allium fistulosum L. Droge: Bulbus		4813
གཙོད་རུ	羚羊角	Língyángjiǎo	
	Saiga tatarica L. Droge: Cornu Saigae tataricae		4862
བཙོད	茜草	Qiàncǎo	
	Rubia cordifolia L. Droge: Radix Rubiae		3276
	蓬子菜	Péngzǐcài	
	Galium verum L. Droge: Herba		5113
ཚོ་འབྲུམ	灰栒子	Huīxúnzǐ	
	Cotoneaster acutifolius Turcz. Droge: Fructus		1727
ཚྭ	食盐	Shíyán	
	Sal edulis/ Sal tostus Droge: dieselbe		3503
ཚོན་གྱི་རིགས	马齿苋	Mǎchǐxiàn	
	Portulaca oleracea L. Droge: Herba Portulacae		0598

・མར་བ།		茵陈	Yīnchén
	Artemisia scoparia Waldst.& Kitaib. Droge: Herba Artemisiae scopariae		3305
・ཚེར་དཀར།		白矾	Báifán
	Alunite/Alaun Droge: Alumen		1383
		明矾	Míngfán
	idem		1383
・མཆེར་ཞུང་སྤྱང་མཆེར།		飞廉	Fēilián
	Carduus crispus L. Droge: Herba cum radice		0567
・མཆེར་སྔོན་སྤྱང་མཆེར་བལ་པོ།		金针大蓟	Jīnzhēndàjì
	? Cirsium-Art? cf. 0191		----
・མཚོ་རྟེན།		海马	Hǎimǎ
	Hippocampus kelloggi Jordan & Snyder "" histrix Kaup Droge: Hippocampus		3961
གྲུ། ・ཇ་ཏི།		豆蔻	Dòukòu
	Alpinia katsumadai Hayata Myristica fragrans Houtt. Droge: Semen		3291 1791
・ཧོ་ཅུ་སྲུག་གཟིག་མེ་ཏོག		澜江百合	Lánjiāngbǎihé
	Lilium lankongense Franch. Droge: Bulbus		5518
・ཧོ་ཡུལ་བ་ཡི་ཀ		防己	Fángjǐ
	Stephania tetrandra S.Moore Aristolochia fangchi Wu Droge: Radix Stephaniae tetrandrae		1984
・མཛོ་མོ་ཤིང་།		阳雀花	Yángquèhuā
	Caragana franchetiana Kom. "" sinica Rehd. Droge: Flos		1977 2892
		苏木	Sūmù
	Caesalpinia sappan L. Droge: Lignum Sappan		2207

ཞིམ་ཐིག་ཅུ་འཇིབ།		小米草	Xiǎomǐcǎo

Euphrasia regelii Wettst.   0497
Droge: Herba

ཞིམ་ཐིག་ཞ་པོ།		香茶菜	Xiāngchácài

Isodon glaucocalyx (Maxim.) Kudo   3461
" " striatus (Benth.) Kudo   5241
" " amethystoides (Benth.) C.Y.Wu & Hsuan   0562
Droge: Herba

ཟ། ཟ་པོ།		青活麻	Qīnghuómá

?   ----

གཟར་བདུད་དཀར་པོ།		高山黄华	Gāoshānhuánghuá

Thermopsis alpina Ledeb.   3932
Droge: Flos, Fructus

གཟར་བདུད་ཀྱུ་སྔུག		紫花黄华	Zǐhuāhuánghuá

Thermopsis barbata Benth.   3932
Droge: Flos, Fructus

ཟངས་རྩི་དཀར་པོ།		锯锯藤	Jùjùténg

Galium spurium L.   5208
Droge: Herba

ཟར་མ།		胡麻	Húmá

Linum usitatissimum L.   1719
Droge: Radix, Folia, Rhizoma

ཟེར།		巨胜子	Jùshēngzǐ

Sesamum indicum DC.   4955
Droge: Semen

ཟེར་དཀར་པོ།		小茴香	Xiǎohuíxiāng

Foeniculum vulgare Mill.   3306
Droge: Fructus foeniculi

ཟེར་བཤ་པོ།		箭头唐松草	Jiàntóutángsōngcǎo

Thalictrum simplex L.var.brevipes Hara   4849
Droge: Radix

                         长柄唐松草   Zhǎngbǐngtángsōngcǎo
idem   ----

・ཟེར་མེར་པོ། 柴胡 Cháihú
Bupleurum chinense DC. 3763
"" scorsonerifolium Willd.
Droge: Radix Bupleuri

・གཟིག་རུས། 豹骨 Bàogǔ
Panthera pardus L. 3902
Droge: Os Pardi

・ཟེན་ཏིག 益母草 Yìmǔcǎo
Leonurus heterophyllus Sweet 4016
Droge: Herba Leonuri

・རུར་ལུགས་ཚུ་རྩི། 牛膝 Niúxī
Achyranthes bidentata Bl. 0833
Droge: Radix Achyranthis bidentatae 0148

・རུར་ལུགས་སྡེ་བ། 党参 Dǎngshēn
Codonopsis pilosula (Franch.) Nannf. 3764
Droge: Radix Codonopsis pilosulae

・གཟི་མ་ར་མགོ 刺蒺藜 Cìjílí
Tribulus terrestris L. 2602
Droge: Fructus

・གཟེར་འཆམས་མེ་ཏོག 鞑新菊 Dáxīnjú
Chrysanthemum tatsienense Bur. & Franch. 5459
Droge: Flos

・ཧྲ་བའི་གཞོན་ནུ 益智子 Yìzhìzǐ
Alpinia oxyphylla Miq. 4017
Droge: Fructus Alpiniae oxyphyllae

(ར་ ・ ཧུ་སུ། 芫荽 Yánsui
Coriandrum sativum L. 3217
Droge: Herba

香菜 Xiāngcài
Elsholtzia splendens Nakai ex F. Maekawa 3453
Ocimum basilicum L. 2804
Droge: Herba

・འུར་བའི་སྐགས་ཤུན 蝉蜕 Chántuì
Cryptotympana atrata Fabricius 5339
"" pustulata Fabr.
Droge: Periostracum Cicadae

- ཞིབ་ 亚麻 Yàmá
  Linum usitatissimum L. 1719
  Droge: Radix, Folia, Semen

- ཡུ་གུ་ཤིང་ 三七 Sānqī
  Panax pseudo-ginseng auct. non Wall. 0096
  "" notoginseng (Burkill) F.H.Chen
  Droge: Radix Notoginseng

  柳兰叶凤尾菊 Liǔlányèfēngwěijú
  idem ----

- ཡུ་གུ་ཤིང་དཀར་པོ་ 一扫光 Yīsǎoguāng
  Senecio dianthus Franch. 0006
  Droge: Herba

- ཡུ་གུ་ཤིང་ནག་པོ་ 苟草 Kēcǎo
  Sambucus adnata Wall. 1863
  Droge: Herba, Radix

- ཡུང་མ་ 芜菁 Wújīng
  Brassica rapa L. 2136
  Droge: Radix, Folia

  蔓菁 Mànjīng
  idem 2136

- ཡུངས་དཀར་ 白芥子 Báijièzǐ
  Brassica alba (L.) Boiss. 1423
  Droge: Semen

- གཡེར་མ་ 花椒 Huājiāo
  Zanthoxylum bungeanum Maxim. 2152
  ""   schinifolium Sieb. & Zucc.
  Droge: Pericarpium Zanthoxyli

- ར་མཉེ་ 轮叶黄精 Lúnyèhuángjīng
  Polygonatum cirrhifolium (Wall.) Royle 1691
  Droge: Rhizoma

- རི་སྐྱེམས་ཐུར་པོ་ 野荞麦 Yěqiáomài
  Fagopyrum cymosum Meissn. 0669
  ""   tataricum Gaertn. 2650
  (im tibet. Wörterbuch statt 荞 Qiáo nur 芥 Jiè)
  Droge: Rhizoma

| ཪི་བོང་མཁྲིས་པ | 兔子胆 | Tùzǐdǎn |

Lepus tolai Pallas cf.2978   ----
"" mandschuricus Radde
"" oiostolus Hodgson
Droge: Fel Leporis

| ཪི་བོང་སྙིང | 兔心 | Tùxīn |

Lepus tolai Pallas cf.2978   ----
"" mandschuricus Radde
"" oiostolus Hodgson
Droge: Cor Leporis

| ཪི་ཙོང | 野葱 | Yěcōng |

Allium prattii C.H.Wright   4361
Droge: Herba tota

| ཪི་རལ་ཅུང་བ | 铁线草 | Tiěxiàncǎo |

Cynodon dactylon Pers.   Herba   3821
Adiantum capillus-veneris L.   " "   4567
""   flabellulatum L.   " "   1756
Trachelospermum jasminoides Lem. Rad.Fol. 3604

| ཪི་ཤོ | 卵叶囊吾 | Luǎn yètuówú |

Ligularia laesicotal Kitam. Droge:Radix   2341

| ཪི་ཤོབ | 复盆子 | Fùpénzǐ |

Rubus chingii Hu   5661
Droge: Fructus Rubi

| རེན་ཆེན་རིལ་བུ | 大宝丸 | Dàbǎowán |

?   ----

| ཪི་སྐྱོན | 丹参 | Dānshēn |

Salvia miltiorrhiza Bge.   0977
Droge: Radix Salviae miltiorrhizae

| ཪི་ལྗག | 馒头花 | Mántóuhuā |

Glochidion puberum(L.) Hutch. cf.5347   ----
Droge: Fructus

| ཪི་ལྗག་པ | 瑞香狼毒 | Ruìxiānglángdú |

Stellera chamaejasme L.   3907
Droge: Radix

| ཪི་རལ་ཅུང་བ | 铁线草 | Tiěxiàncǎo |

Siehe ཪི་རལ་ཅུང་བ   ----

- རྡོག་སྐྱེར་བ།   三棵(颗)针   Sānkēzhēn

    Berberis kunmingensis C.Y.Wu   2803
    " "   soulieana Schneid.
    " "   wilsonae Hemsl.
    Droge: Radix Berberidis

- རྡོང་སལ།   金樱子   Jīnyīngzǐ

    Rosa laevigata Michx.   2898
    Droge: Fructus Rosae laevigatae

- རྫོན་རྩེས་ཅིན་ཚལ།   水芹菜   Shuǐqíncài

    Oenanthe bengalensis (Roxb.) Kurz   Herba   1085
    " "   javanica (Bl.) DC   " "   1047
    Ranunculus japonicus Thunb.   " "   0881
    Cryptotaenia japonica var.fortunei
    (Hooibrenk) Henry   Caulis   3778

༢། - ཡབ་སོན།   萝卜种子   Luóbozhǒngzǐ

    Raphanus sativus L.   3689
    Droge: Semen

- ཡུག་རུ་སེར་པོ།   长筒马先蒿   Chángtǒngmǎxiānhāo

    Pedicularis longiflora Rudolpf,var.
    tubiformis (Klotz.) Tsoong
    Droge: Flos   0923

- ཡེ་ཁན་རྫོ།   (尼泊尔的)红花 (Nípōěrdì) Hónghuā

    Carthamus tinctorius L.   1999
    (Sarat Chandra Das, S.1218:"poppy plant")
    Droge: Flos Carthami

ཤ- ཤི་ཀ་མ།   藏红花   Zànghónghuā

    Crocus sativus L.   5612
    Droge: Stigma Croci

- ཤྭ་བ།   鹿   Lù

    Cervus nippon Temminck   cf.4632   ----
    "   elaphus L.
    Droge: Corpus Cervi /Caro Cervi

- ཤྭ་རུ།   鹿角   Lùjiǎo

    Cervus nippon Temminck   4635
    " "   elaphus L.
    Droge: Cornu Cervi

        鹿茸   Lùróng

    idem   4639

ཤིང་ཏོག་ཨམ་བྲུ	柿子	Shìzǐ	
	Diospyros kaki L.f.		3181
	Droge: Calyx Kaki, Fructus Kaki		
ཤིང་དྲེ	常春藤	Chángchūnténg	
	Hedera nepalensis K.Koch,var.sinensis (Tobl.) Rehd.		4322
	Droge: Radix, Folia		
ཤིང་དྲིལ་དམར་པོ	报春花	Bàochūnhuā	
	Primula vittata Bur.& Franch.		2270
	" " sikkimensis Hook.		
	Droge: Flos		
ཤིང་པ་ཤ་ཀ	紫苏(叶)	Zǐsū(yè)	
	Perilla frutescens var.acuta (Thunb.) Kudo		4877
	Droge: Folia Perillae		
ཤིང་ཚ	肉桂	Ròuguì	
	Cinnamomum cassia Presl		1790
	Droge: Cortex Cinnamomi		
ཤིང་སྲལ	白芸香树	Báiyúnxiāngshù	
	Sarat Chandra Das, S.1237:"the Sāl tree".		----
ཤིང་སེར	黄柏	Huángbǎi(=bó)	
	Phellodendron amurense Rupr.		4151
	" " chinense Schneid.		
	Droge: Cortex Phellodendri		
ཤུ་དག་དཀར་པོ	白菖蒲	Báichāngpú	
	Acorus calamus L.		1390
	Droge: Rhizoma		
ཤུ་དག་ནག་པོ	石菖蒲	Shíchāngpú	
	Acorus gramineus Soland.		1254
	Droge: Rhizoma Acori graminei		
ཤུ་ཟ	透骨草	Tòugǔcǎo	
	Gaultheria yunnanensis (Franch.) Rehd. (Weitere Angaben: 3861,4263,4297,0430, 0988,1708,2679)		3862
	Droge: Radix,Folia		
ཤུག་སྟོང	柏子树	Jiǔzǐshù	
	? Sapium sebiferum (L.) Roxb. cf.0969		----

·ཆོ་མང་	羌活	Qiānghuó	
	Notopterygium incisum Ting		2386
	Droge: Rhizoma seu radix Notopterygii		
	土大黄	Tǔdàhuáng	
	Rumex madaio Mak.		0143
	(weitere Angaben: 0188,0330,0746,0845,		
	0869, 1938,3926)		
	Droge: Radix		
·ཆོག་ཞིང་	狼毒	Lángdú	
	Euphorbia ebiacteolata Hayata		3907
	" " fischeriana Steud.		
	Droge: Radix Euphorbiae ebiacteolatae		
	狼毒大戟	Lángdúdàjǐ	
	idem		3907
	大戟草	Dàjǐcǎo	
	idem		----
·ནུ་ཞིང་འབྲས་བུ་	女贞子	Nǚzhēnzǐ	
	Ligustrum lucidum Ait.		0467
	Droge: Fructus Ligustri lucidi		
·ད་འབྲས་	石莲子	Shíliánzǐ	
	Bulbophyllum inconspicuum Maxim. Herba		2081
	Caesalpinia minax Hance Semen		2632
	Nelumbo nucifera Gaertn. " "		3691
·དད་སྨུག་	块茎岩黄芪	Kuàijīngyánhuángqí	
	?		----
·སེ་འིང་ལྗང་པ་	萱草根	Xuāncǎogēn	
	Hemerocallis fulva L.		4832
	" " citrina Baroni		
	" " minor Mill		
	Droge: Radix Hemerocallis		
·སེན་འསུ་པད་པ་	水蛭	Shuǐzhì	
	Hirudo nipponia Whitman		1056
	Whitmania pigra (Whitman)		
	Droge: Hirudo		
·སེན་ཤིང་ལོ་མ་	桑叶	Sāngyè	
	Morus alba L.		4030
	Droge: Folia Mori		

- སྐག་པ་ 桔梗 Jiégěng

  Platycodon grandiflorum A.DC. 3642
  Droge: Radix Platycodi

- སྐག་མེལ་ 砂仁 Shārén

  Amomum villosum Lour. 3361
  "" longiligulare T.L.Wu
  Droge: Fructus Amomi

  豆蔻 Dòukòu

  idem ----

- སུམ་དེག་ 伞梗虎耳草 Sǎngěnghǔěrcǎo

  Sarat Chandra Das; S.1272:"a medicinal herb growing in the clefts of rocks and amidst grass in Tibet. ...removes inflammation of the liver and biliousness". ----

- སེ་འབྲུ་ 石榴 Shíliú

  Punica granatum L. 1265
  Droge: Semen Granati 5291

- བསེ་རུའི་རྭ་ཅོ་ 犀(牛)角 Xī(niú)jiǎo

  Rhinoceros unicornis L. 5054
  Droge: Cornu Rhinoceri 5055

- སེང་ཕྱིམ་ 枇杷(叶) Pípá(yè)

  Eriobotrya japonica (Thunb.) Lindl. 2540
  Droge: Folia Eriobotryae 2541

- སེང་ལྡེང་ 升登 Shēngdēng

  Rhamnella gilgitica Mansfeld & Melchior ----
  Droge: Lignum Rhamnellae

- སེའུ་ཤིང་ 樱桃树 Yīngtáo(shù)

  Prunus pseudocerasus Lindl. 5425
  Droge: Fructus

- སེར་ཆེན་ 金莲花 Jīnliánhuā

  Trollius chinensis Bge. 2888
  Droge: Flos Trollii

- སེར་མཆུར་ 黄矾 Huángfán

  Fibroferrite 4149
  Droge: Fibroferritum

| གསར་སྒོད | 大菟丝子 | Dàtùsīzǐ |

Cuscuta japonica Choisy　　　　　　　　　　　　　　　　4123
Droge: Herba

| གསར་སྒོ་མེ་ཏོག | 波棱瓜 | Bōléngguā |

Hemerocallis minor L.　　(Radix!)　　　　　　　4832
Herpetospermum caudigerum Wall.　　　　　　　3041
Droge: Semen Herpetospermi

王瓜　　　　　　　Wángguā

Trichosanthes cucumeroides (Ser.) Maxim.　　　0633
Droge: Fructus

| གསར་བྱི | 海金沙 | Hǎijīnshā |

Lygodium japonicum (Thunb.) Sw.　　　　　　3986
Droge: Spora Lygodii

海金沙草　　　　　Hǎijīnshācǎo

idem　　　　　　　　　　　　　　　　　　　　4001
Droge: Herba

| སོ་ཀ་དཔལ་འཛོམས | 香菜 | Xiāngcài |

Coriandrum sativum L.　　　　　　　　　　　　　3217
Droge: Herba

芫荽　　　　　　　Yánsuī

idem　　　　　　　　　　　　　　　　　　　　3217

| སོ་མ་ར་ཛ | 大麻 | Dàmá |

Cannabis sativa L.　　　　　　　　　　　　　　　1019
Droge: Semen

苧麻　　　　　　　Zhùmá

Boehmeria nivea (L.) Gaud.　　　　　　　　　　2687
Droge: Radix Boehmeriae

| སྲོ་ལོ | 沙参 | Shāshēn |

Adenophora lilifolioides Pax & Hoffm.　　　　3260
Campanumoea lancifolia (Roxb.) Merr.　　　　5334
Droge: Radix

| སྲོ་ལོ་དཀར་པོ | 高山辣根菜 | Gāoshānlàgēncài |

Sarat Chandra Das, S.1295:"Sedum et similar
plants; the root of the white (species of)
sro-lo cures inflammation of the lungs".　　　　----

སྲོ་ལོ་དམར་པོ། 喜冷红景天 Xǐlěnghóngjǐngtiān
Rhodiola sacra (Prain ex Hamet) Fu 2040
Droge: Herba

སྲོ་ལོ་སྲུག་པོ། 丝服 Sīfú
? siehe སྲོ་ལོ་དཀར་པོ། ----

གསེར་ལྗམ། 水案板 Shuǐànbǎn
Potamogeton natans L. 1106
Droge: Herba 4326

གསེར་འདོམས་པ། 三裂碱毛茛 Sānlièjiǎnmáogèn
? ----

སྲོལ་གོང་། 绢毛苣 Juànmáojù
Soroseris hookeriana Stebb.subsp.
erysimoides (Hand.-Mazz.) Stebb. 4059
Droge: Herba

སྲོལ་གོང་དམར་པོ། 星状风毛菊 Xīngzhuàngfēngmáojú
Saussurea stella Maxim. 4603
Droge: Herba

སྲོལ་གོང་སེར་པོ། 黄花绢毛菊 Huánghuājuànmáojú
Soroseris hookeriana Stebb.subsp.
erysimoides (Hand.-Mazz.) Stebb. 4059
Droge: Herba

ཀྲི་དྲི། 苦参 Kǔshēn
Sophora flavescens Ait. 2624
Droge: Radix Sophorae flavescentis

ཧ ཀྲེ་འདུ། 姜黄 Jiānghuáng
Curcuma longa L. 3564
Droge: Rhizoma Curcumae longae

ཙཱ་ལ། 草乌(头) Cǎowū(tóu)
Aconitum kusnezoffii Rehb. 3287
Droge: Radix Aconiti kusnezoffii

乌头 Wūtóu
idem 3287

ཙཱ་ལོ་དམར་པོ། 蜀葵(花) Shǔkuí(huā)
Althea rosea (L.) Cav. 5181
Droge: Flos

ཀྲུང་ཞིན་ 洪连 Hónglián

Lagotis glauca Gaertn.
" "   brevituba Maxim.
Droge: Herba Lagotis   ----

ཨ་གོང་ 夏枯草 Xiàkūcǎo

Prunella vulgaris L.   3752
Droge: Spica Prunellae

ཨ་གར་ 沉香 Chénxiāng

Aquilaria agallocha Roxb.   2384
" "   sinensis (Lour.) Gilg
Droge: Lignum Aquilariae resinatum

ཨ་བྱུག་རིལ་ 菩提香 Pútíxiāng

?Ficus religiosa? cf.1525   ----

ཨ་རུར་ 诃子(树) Hēzǐ(shù)

Terminalia chebula Retz.   2388
" "   " "   ,var.tomentella Kurt.
Droge: Fructus Chebulae

ཨ་རུ་གསར་མདོག་ 红诃子 Hónghēzǐ

Terminalia-Art, cf.2388   ----

ཨུག་ཆོས་དམར་པོ་ 角蒿 Jiǎohāo

Incarvillea sinensis Lam.   Herba   2343
" "   younghusbandii Sprague Semen   2344
" "   delavayi Bur.& Franch. Radix   2437

. . . .

Ergänzung

རིལ་མོ་སེ་ 小叶莲 Xiǎoyèlián

Podophyllum emodi Wall.var.chinensis Sprague 3670
" "   " "   " "   .
Droge: Fructus Podophylli

ཕྱུག་སྲུར་ 藏糙苏 Zàngcāosū

Phlomis younghusbandii Mukerjee   5565
Droge: Radix Phlomidis younghusbandii

ཤིང་སེར་ 小黄刺树 Xiǎohuángcìshù

Phellodendron amurense Rupr.   4151
" "   chinense Schneid.
Droge: Cortex Phellodendri

- བུལ་ཏོག   碱花   Jiǎnhuā
  Trona /Natursoda   ----
  Droge: Trona

- བ་རུར   辽山楂   Liáoshānzhā
  Crataegus sanguinea Pall.   0323
  Droge: Fructus

- ཨ་གར   芦荟   Lúhuì
  Aloe vera L. var. chinensis (Haw.) Berger   2190
  Droge: Aloe

- སྱུར་རུ   山楂   Shānzhā
  Crataegus pinnatifida Bge. var. major N.E.Br.   0323
  Droge: Fructus

- སུག་སྨེལ   小豆蔻   Xiǎodòukòu
  Elettaria cardamomum White & Maton   1416
  Droge: Fructus

....

REGISTER

a) Chinesisch - tibetisches Register
chinesisch in Pinyin-Umschrift und mit Schriftzeichen

A Àiyè 16 艾叶, སྡིག་ནག་

 Ānxīxiāng 4 安息香, གུར་གུམ་

B Báibiǎndòu 2 白扁豆, མཁལ་ཞོ་དཀར་པོ་

 Báichāngbǔ 32 白菖蒲, ཤུ་དག་དཀར་པོ་

 Báifán 1 白矾, རྫ་མོ་ཚ་

    26   ཚར་དཀར་

 Báiguǒ 2 白果, ཁམ་དཀར་

 Báihuālóngdǎn 15 白花龙胆, སྤང་རྒྱན་དཀར་པོ་

 Báijièzǐ 9 白芥子, ཡུང་དཀར་

    29   ཡུངས་དཀར་

 Báimáogēn 24 白茅根, རྩྭ་རྩེ་

 Báitánxiāng 24 白檀香, ཙན་དན་དཀར་པོ་

 Báiwēi 6 白薇, ཚེར་མོ་བྱུར་

 Báiyúnxiāngshù 32 白芸香树, ཤིང་ཙུར་ལ་

 Báizhǐ 18 白芷, བ་ལང་ཨུ་པ་

 Báizhīmā 11 白芝麻, ཏིལ་དཀར་

 Bānmáo 19 斑蝥, འབུ་བྱུར་

 Bǎnggā 19 榜嘎, བོང་དཀར་

 Bàochūnhuā 32 报春花, ཤིང་ཉིན་འབར་པོ་

 Bàogǔ 28 豹骨, གཟིག་རུས་

 Bìbá 15 荜茇, པི་པི་ལིང་

 Bìmázǐ 12 蓖麻子, དན་

 Biǎnxù 20 萹蓄, ཉེ་ན་སོ་

 Bīnláng 2 槟榔, མཁལ་མགོ་ལུ་

 Bōlénggūa 35 波棱瓜, བསེར་འབྲུ་མེ་ཏོག་

C	Cāngěrzǐ 20	苍耳子，	ཟི་འབྲུ་
	Cǎodiànhóngménlán 22	草甸红门蓝，	དབང་རལ་
	Cǎofúróng 7	草芙蓉，	བྱིས་མེན་མེ་ཏོག་
	Cǎohédōng 3	草河东，	གཡུང་
	Cǎowū 19	草乌，	བོང་ང་ནག་པོ་
	Cǎowū(tóu) 24	草乌(头)，	བཙན་དུག་
	36		ཏི་ལ་
	Cǎoxiāngfù 5	草香附，	ཟི་ཤིང་
	Cǎoyèshēn 15	草叶参，	སྤང་རམ་ཡོ་མོ་ཆུང་བ་
	Chá(yè) 8	茶(叶)，	ཇ་
	Cháihú 28	柴胡，	ཇི་ར་སེར་པོ་
	Chántuì 28	蝉蜕，	བུར་པའི་ཤེགས་པགས་ཕུད་
	Chángchūnténg 32	常春藤，	ཤིང་ད་བྱི་
	Chángtóngmǎxiānhāo 31	长筒马先蒿，	ལུག་རུ་སེར་པོ་
	Chǎoyán 12	炒盐，	བཟའ་ཚྭ་
	Chénxiāng 37	沉香，	ཨ་གར་
	Chēngliǔ 16	柽柳，	འོམ་བུ་
	Chìshízhī 14	赤石脂，	རྫ་བྲག་
	Cìjílí 28	刺蒺藜，	གཟེ་མ་ར་མགོ་
	Cìmánglóngdǎn 7	刺芒龙胆，	སྤྱི་ཐུབ་
	Cōng 25	葱，	བཙོང་
	Cùliǔguǒ 11	醋柳果，	སྟར་བུ་
D	Dàbǎowán 30	大宝丸，	རིན་ཆེན་རིལ་བུ་
	Dàhuādiǎntóujú 6	大花点头菊，	མཛོ་མོ་ཤིང་
	Dàhuáng 8	大黄，	ཆུམ་རྩ་
	Dǎhuǒcǎo 16	打火草，	སྤྲི་བ་
	Dàjǐ 12	大戟，	ཐར་ནུ་
	Dàjì 16	大蓟，	སྤྱང་ཚེར་
	Dàjǐcǎo 33	大戟草，	སོག་ཀ་པ་

Dàmá	25	大麻,	ག་ཤོ།
	35		ས་མི་ར་ཟོ།
Dàtùsīzǐ	35	大菟丝子,	གསེར་ཐིག
Dáxīnjú	28	鞑新菊,	གཟེར་འཇོམས་མེ་ཏོག
Dàyèfèngwěi	24	大叶凤尾,	རྩམ་མཛོ་ལོ་མ་ཆེན།
Dàyúnhǔ	12	大云虎,	ད་ཧུད།
Dānshēn	17	丹参,	ཡུག་ཅོན་ཀར།
	18		ཙི་ཡམ།
	30		ར་སྙ།
Dāngguī	7	当归,	ཨྃར།
	10		དང་ཀྱི།
Dǎngshēn	28	党参,	ཇར་ལྷགས་སྟོབ།
Dēngxīncǎo	23	灯芯草,	རྩ་ཕུད།
Dìěrcǎo	9	地耳草,	ཏིག་ད་མེར་ཙེ།
Dìgāocài	9	第膏菜,	ཏིག(ཊ)ད།
Dìlóng	19	地龙,	འབུར་དམར།
Dīngzuòcǎo	6	丁座草,	བོང་ངུ་ཡུང་ར།
Dōngqīng	12	冬青,	ད་ཤེར།
Dōngqīngzǐ	18	冬青子,	བ་ལུ།
Dōngxiàncài	7	冬苋菜,	ལྕམ་པ།
	7		ལྕམ་པ་ལོ།
Dòukòu	26	豆蔻,	ཏོ་ཏོ།
Dòukòu	34	荳蔻,	སུག་མེར།
Dúcǎo	9	毒草,	གཉན་རྩོད།
Dúhuó	16	独活,	སྟོད་ཀ།
Dùsōng	15	杜松,	སྟོ་མ།
Dùsōngzǐ	14	杜松子,	སྟོ་འབྲུ།
Dútóusùan	4	独头蒜,	སྙོག་གཅིག་མ།
Dùzhòng	16	杜仲,	སྟོ་མཆོག
Dūnshèngcǎo	14	敦盛草,	ལྷམ་ཆུང་བདུད་རྩི།

	Duōlièdúhuó 17	多裂独活，	ཟེ་དཀར་མཆོག
E	Ébùshícǎo 23	鹅不食草，	ཆུ་མཉེས
	Édàxià 6	莪大夏，	ཙན་ཤིག་པ
	Èguǒxiāngrú 21	萼果香薷，	བྱི་རུག་མེར་པོ
	Éshǒumǎxiānhāo 5	鹅首马先蒿，	སྒང་ལྕེ་མེ་ཏོག
F	Fángfēng 10	防风，	ཕུང་བཀྲ་དཀར་པོ
	Fángjǐ 18	防己，	བ་ལེག་ཞུན
		26	བོ་ཡུལ་བ་ལེག
	Fēilián 26	飞廉，	མཚེ་ལྡུང་སྒུང་ཚོར
	Fěnbāojù 23	粉苞菊，	ཆུ་མཉེས་ཞུན
	Fēngfáng 19	蜂房，	སྦྲང་ཚང
	Fènghuángyī 20	凤凰衣，	བྱེའུ་རོ་བའི་ནང་ལྤགས
	Fēngmì 22	蜂蜜，	སྦྲང་རྩི
	Fēngwō 19	蜂窝，	སྦྲང་ཚང
	Fùpénzǐ 1	复盆子，	ཀཎྜ་ཀ་རི
		30	ཟེ་ཚོད
	Fúpíngcǎo 8	浮萍草，	ཆུ་གཡལ་ལྗང
G	Gāncǎo 5	甘草，	མངར་ཞིང
	Gànjiāng 3	干姜，	སྒའི་སྐྱི
	Gānqīngcuìquè 19	甘青翠雀，	བྱ་སྒྲོག་པ
	Gānqīngqīnglán 16	甘青青兰，	བྱི་ཡང་ག
	Gānsōng 15	甘松，	སྤང་སྤོས
	Gāoshānhuánghuá 27	高山黄华，	གསེར་བདུད་དཀར་པོ
	Gāoshānlàgēncài 35	高山辣根菜，	ཤོ་ལོ་དཀར་པོ
	Gégēn 20	葛根，	སྲད་དཀར་ཞིང
	Gǒuqǐ 14	枸杞，	འདྲེ་ཙཤེར་མ
	Gǒuwěicǎo 22	狗尾草，	མེ་མེ་སྒྲོ་ལྗགས

	Gǔsuìbǔ 19	骨碎补,	རི་འཇོངས་རེ་ཟར།
	Guālóu 3	栝楼,	གའུ་ཞར་ཐྲུམས།
	Guànzhòng 13	贯众,	ཐུམས་སུ་ཟར།
	Guǒshàngyè 22	果上叶,	འབྲས་སྟེང་ལོ་འདབ།
H	Hǎijīnshā 35	海金沙,	གསེར་ཐིག
	Hǎijīnshācǎo 35	海金沙草,	གསེར་ཐིག
	Hǎimǎ 26	海马,	མཚོ་རྟའི།
	Hánshuǐmíng 8	寒水名,	ཚོད་ཅེ།
	Hāozǐ 2	蒿子,	མཁན་ཟར།
	Hēzǐ(shù) 37	诃子(树),	ཨ་རུར།
	Hēizhīmā 11	黑芝麻,	ཏིལ་ནག
	Hónghēzǐ 37	红诃子,	ཨ་རུ་གསེར་མདོག
	Hónghuā 3	红花,	གུར་ཀུམ་མེ་ཏོག
	Hónghuā (Nípōěrdì) 31	(尼泊尔的)红花,	ལི་འཁྲུང་བུ།
	Hóngjǐngtiān 3	红景天,	ག་དུར།
	Hónglián 37	洪连,	ཧོང་ལེན།
	Hóngluóbo 3	红萝卜,	གུང་ལ་སུག
	Hóngtǔjuānhuā 10	红杜鹃花,	སྟག་མ་ཞིན་མེ་ཏོག་དམར་པོ།
	Hǔgǔ 10	虎骨,	སྟག་རུས།
	Húlú 1	葫芦,	ཀུའི།
	Húluóbo 3	胡萝卜,	གུང་ལ་སུག
	Húmá 27	胡麻,	ཟར་མ།
	Hǔpò 16	琥珀,	སྤོས་ཤེལ།
	Hútáo 10	核桃,	སྟར་ཀ
	Hútáoké 11	核桃壳,	སྟར་སྐོགས།
	Hútuízǐ(yè) 8	胡颓子(叶),	ཅེའི་ཁ་འཛར།
	Huājiāo 29	花椒,	གཡེར་མ།
	Huángbǎi (=bó) 1	黄柏,	སྐྱེར་པའི་ཤུན། ཤིང་མངར།

32

	Huángfán	34	黄矾，	ཟེར་མཚུར་
	Huánghuāhāo	2	黄花蒿，	མཁལ་རྡུང་མེར་མཁན་
	Huánghuājuànmáojǔ	36	黄花绢毛菊，	སྐྱེར་སྔོན་མེར་མཁན་
	Huánghuāzǐjǐn	11	黄花紫堇，	སྲོན་ཟིལ་
	Huángjīngzǐ	6	黄荆子，	ཙོག་ག་ཙོར་
	Huángmǔdān	15	黄牡丹，	བད་མ་མེར་པོ་
	Huángqí	21	黄芪，	སྲ་སྦྱིན་དཀར་པོ་
	Huíxiāng	4	茴香，	ཀོ་སྙིང་
	Huīxúnzǐ	25	灰枸子，	ཐ་འབྲུ་
	Huīyán	12	灰盐，	ཐལ་ཚྭ་
	Huòxiāng	2	藿香，	ཧྥེ་ཤུག་ཤ་
J	Jīnèijīn	20	鸡内金，	བྱ་དེའི་ཕོ་འདི་ནང་ལྤགས་
	Jǐyèshíwěi	21	戟叶石苇，	བྱ་སྐྱོས་འཇུབ་བ་
	Jīzhuǎhuánglián	23	鸡爪黄连，	མྱུང་ཙྪྭ་སྐྱོར་
	Jiǎbǎihé	10	假百合，	ལྦག་གཟེར་མ་ཤིག་འཕྲུ་
	Jiǎnhuā	38	碱花，	བུལ་ཏོག་
	Jiàntóutángsōngcǎo	27	箭头唐松草，	ཟར་མཁན་པོ་
	Jiāngcán	13	僵蚕，	འདར་བུ་སྦྱིན་
	Jiānghuáng	36	姜黄，	ཡུང་བ་
	Jiāo	16	胶，	སྤྱིན་(སྤྱིང་)
	Jiǎohāo	37	角蒿，	ཨུག་ཆོས་དམར་པོ་
	Jiǎohuíxiāng	15	角茴香，	པར་པ་ཏ་
	Jiégěng	34	桔梗，	སྐྱི་ར་
	Jiéxuèhāo	17	结血蒿，	མཁར་བག་
	Jīnliánhuā	34	金莲花，	མེར་ཆེན་
	Jīnyīngzǐ	31	金樱子，	ཙར་པ་
	Jīnzhēndàjì	26	金针大蓟，	མཚར་སྟྱོང་སྤྱང་ཙེར་ནག་པོ་

Jīngjiè 21 荆芥, སྲུ་རྩི།

Jiǔyǎnduhuó 17 九眼独活, སྲུ་དུག

Jiǔzǐshù 32 柏子树, ཤུག་ཤིང་

Jùjùténg 27 锯锯藤, ཟངས་རྩི་དཀར་པོ་

Jùshēngzǐ 27 巨胜子, ཟེར་

Juǎnbǎi (=bó) 6 卷柏, སྲུ་ཚན་སྲིན་མོ།

Juǎněr 5 卷耳, དཔྱིད་དིག

Juànmáojú 36 绢毛菊, སེལ་གོང་

Juànmáomáogèn 8 绢毛毛茛, རྒྱ་ཚ

Juǎnsīkǔjùtái 21 卷丝苦苣苔, ཟ་སྙེ་ཏུ་པོ་

Juémá 5 蕨麻, གྲོལ་མ་ར་མགོན་

Juémácǎo 5 蕨麻草, གྲོག

K Kēcǎo 29 苛草, ཕུ་ཤུ་ཤིང་ལྡག་པོ་

Kēdǒu 18 蝌蚪, སྲུལ་འབུང་

Kǔshēn 36 苦参, ཟྲ་ནི་སེ།

Kuàijīngyánhuángqí 33 块茎岩黄芪, ཨོན་སྲུག

Kuòyèxiècǎo 17 阔叶缬草, སྲུ་དཀར་

L Lǎbāhuā 13 喇叭花, དུང་རྩི་མེ་ཏོག་

Làjiāo 25 辣椒, ཙོ་དུ་ག

Lánshícǎo 14 兰石草, པ་ཡག་ཙོ་

Lánhuālóngdǎn 15 兰花龙胆, སྲུ་ཁྱུང་སྲོ་ནག

Lǎnjiāngbǎihé 10 澜江百合, སྲུག་གཟིག་མེ་ཏོག་གི་སེར་
  26 སོ་ཟུག་གཟིག་མེ་ཏོག

Lángdú 33 狼毒, ལྕག་ཉིང་

Lángdúdàjǐ 33 狼毒大戟, ལྕག་ཉིང་

Lǎoyīngdǎn 20 老鹰胆, ཟ་སྲོ་མཛེས་པར་

Liánqiào 13 连翘, ལྒ་མོ་ཆུང་

Liánxíngjídòu 10 镰形棘豆, སྲུག་ཤ་

Liáoshānzhā 38 辽山楂, བ་ཛར་
Lièdāng 6 列当, ཧྲེ་སྙོ་གད་རྗེ་
Língyángjiǎo 25 羚羊角, གཙོད་རྭ་
Língzhīcǎo 1 灵芝草, བག་མེས་རྩི་
Língzhī(piàn) 1 灵芝(片), ཀོག
Liǔlányèfèngwěijú 29 柳兰叶凤尾菊, སྤེ་གུ་མེད་
Liǔyècài 20 柳叶菜, བར་པ་འཚོ་བྱ་
Lóngdǎncǎo 7 龙胆草, ཀྱགས་ཏིག་དཀར་པོ་
Lǒngshǔdùjuān 10 陇蜀杜鹃, སྟག་མ་
Lòulú 16 漏芦, སུ་གུ་སུལ་ཞུན་ར་
Lù 31 鹿, ཤྭ་ར་
Lúgēn 13 芦根, འབུར་རྩི་
Lúhuì 38 芦荟, ཡ་གར་
Lùjiǎo 31 鹿角, ཤྭ་ར་
Lùróng 31 鹿茸, ཤྭ་ར་
Lúwěi 13 芦苇, འབུར་ར་
Lúnyèhuángjīng 29 轮叶黄精, ར་མཉེ་
Lúnyèjídòu 6 轮叶棘豆, སྟེ་སྲེག་པ་
Luóbozhǒngzǐ 31 萝卜种子, ལག་རོན་

M Mǎbó 4 马勃, བག་དོག་
  17 པ་བ་དོག་དོག་
Mǎchǐxiàn 25 马齿苋, མཚན་གི་རིགས་
Mǎdōulíng 18 马兜铃, བའི་གའི་རིགས་
Mǎláncǎo 14 马兰草, འདུས་མ་
Mǎniàopào 11 马尿泡, ཐང་ཕྲོམ་དཀར་པོ་
Mǎqiánzǐ 1 马钱子, ཀོ་བྱི་ལ་
Mǎtíxìxīn 9 马蹄细辛, ད་མིག་
Mài(mén)dōng 24 麦(门)冬, རྫུ་འུ་ལོ་མ་ཆུང་བ་

Mànjīng 9 蔓菁, ཉུང་མ་
29 ཉུང་མ་
Mànjīngzǐ 20 蔓荆子, ཅེ་དུང་ཀྱི་
Mántóuhuā 30 馒头花, རེ་ལྡུམ་
Máng 9 芒, སྨུག་ཞིན་གུ་མེ་
Máohēzǐ 17 毛诃子, བ་རུ་
Mǎoyètuówú 30 卯叶橐吾, རི་ཤོ་ Siehe Luǎnyètuówú 30
Míngdǎngshēn 7 明党参, ཉུང་བ་ཚོང་བ་
Míngfán 26 明矾, ཚེར་དཀར་
Mò 4 墨, ཞོ་སྨྱུག་
Mójiáhuángqí 21 膜荚黄芪, ཆུ་སྲིན་གཱ་རུ་ག་
Mùlánhuā 25 木兰花, ཙམ་རི་ག་
Mùtōng 18 木通, བ་ལེ་ཀ་
Mùxiāng 15 木香, རུ་རྟ་ཟུ་མེ་

N   Nāngjùcuìquè 20 囊距翠雀, སྙ་ལོད་སྔོན་
    Niúbàngzǐ 21 牛蒡子, ཅུ་བར་
    Niúwěihāo 17 牛尾蒿, ཕུར་མོང་ཁམ་པོ་
    Niúxī 28 牛膝, རུ་ལུགས་ཚོ་
    Nǚzhēnzǐ 33 女贞子, སྦྱི་ཤིང་འབྲས་

P   Pánhuāchuítóujú 8 盘花垂头菊, ཆུ་ད་ཤན་པོ་
    Péngzǐcài 25 蓬子菜, བཅོད་
    Pípá(yè) 34 枇杷(叶), ཞེང་ཤིང་
    Pípáyù 6 枇杷芋, ཙོ་སྨྱུག་ཡུག་
    Píngguǒ 1 苹果, ཀུ་ཤུ་
    Púgōngyīng 3 蒲公英, ཁུར་མང་
    Pútáo 3 葡萄, རྒུན་འབྲུམ་
    8 ཚེ་གུན་འབྲུམ་
    Pútíxiāng 37 菩提香, ཁྱུང་པོ་ཡི་ཟིལ་

Q Qiàncǎo 4 茜草, ཙོད་ཤིགས་
           25   བཙོད་
   Qiánhú 7 前胡, སྤྲུ་དཀར་
   Qiānghuó 17 羌活, སྤྲུ་ག 33 ཧོང་མང་
   Qīnghuómá 27 青活麻, ཟར་མ་
   Qiūyǐn 19 蚯蚓, འབུ་དོམར་
   Quánshēn 15 拳参, བྲེ་རམ་ལོ་མ་སྲུང་བ་

R Rénshēn 1 人参, དཀར་པོ་ཆིག་ཐུབ་
   Rénshēnguǒ 4 人参果, གྲོ་མ་
   Ròuguì 32 肉桂, ཤིང་ཚ་
   Ruìxiānglángdú 30 瑞香狼毒, རེ་ལྕག་པ་

S Sǎngěnghǔěrcǎo 34 伞梗虎耳草, སུམ་འདིག་
   Sānkēzhēn 31 三棵针, སྐྱེར་ཤིང་ཉུང་བ་
   Sānlièjiǎnmáogèn 36 三裂碱毛茛, གསེར་འདོམས་པ་
   Sānqī 29 三七, པདྨ་གེང་
   Sāngyè 33 桑叶, དུམ་བུའི་ལོ་མ་
   Shārén 34 砂仁, སུག་སྨེལ་
   Shāshēn 35 沙参, ཕུར་མོ་
   Shāshēngfēngmáojú 23 沙生风毛菊, རྩ་མཁྲིས་ཙ་ལོ་མ་
   Shānhú 21 珊瑚, བྱུ་རུ་
   Shānyècǎo 13 杉叶藻, འདམ་བུ་ཀ་ར་
   Shānzhā 38 山楂, སྲེ་རྒོད་
   Shānglù 9 商陆, གཞན་དུག་
         15   དབར་པོ་དཀར་པོ་
   Sháoyàohuā 24 芍药花, ཙ་རམ་མེ་
   Shènyètángsōngcǎo 17 肾叶唐松草, བྲག་དཀར་དམར་
   Shēngdēng 34 升登, མོ་ཚེ་
   Shēngjiāng 3 生姜, སྨྱུག་ཙོག་

Shēngmá 4 升麻, སྒྲོལ་དཀར་ལོ་

Shīcǎohuā 23 虱草花, མིང་ཅན་མེ་ཏོག་

Shíchāngpǔ 32 石菖蒲, ཤུ་དག་རགས་པོ་

Shígāo 8 石膏, རྫ་གོང་
14 རྫོ་ཞུན་དཀར་པོ་
14 རྫ་མཆིན་

Shǐjūnzǐ 14 使君子, ར་ཀ་ཤ་ར་

Shíliánzǐ 33 石莲子, པད་འབྲས་

Shíliú 34 石榴, སེ་འབྲུ་

Shīshēngpiānlěi 7 湿生萹蕾, བྱ་སྒར་ཞིག་

Shíyán 25 食盐, ཚྭ་

Shìzǐ 32 柿子, མིང་ཅིག་ལ་རེ་

Shǒushēn 22 手参, དབང་ལག་

Shǒuzhǎngshēn 22 手掌参, དབང་ལག་

Shǔkuí(huā) 36 蜀葵(花), ཧ་ལོ་དམར་པོ་

Shuǐànbǎn 36 水岸板, གསེར་འཕྱིན་

Shuǐhúlúmiáo 8 水胡芦苗, ཚ་རག་ཟིལ་ལག་

Shuǐmùzéi 24 水木贼, རྫ་ཡག་འོག་

Shuǐqíncài 31 水芹菜, ཆུའི་སྲིས་སྨིན་

Shuǐwúgōng 3 水蜈蚣, སྡུག་ཟུག་རྩོ་ཞིག་

Shuǐxìyì 12 水蜥蜴, ད་བྱིད་

Shuǐyín 5 水银, དངུལ་ཆུ་

Shuǐzhì 33 水蛭, སྲིན་བུ་པད་པ་

Sīfù 36 丝服, སྲ་ལོ་སྔོན་པོ་

Sūmù 26 苏木, མཚལ་མི་མིང་

Suānliǔguǒ 10 酸柳果, སྐྱུར་རུ་མིང་

Suìhuāliǎo 25 穗花蓼, སྩོ་རྫི་ནག་ལོ་

T Tánxiāngmù 24 檀香木, ཙན་དན་

Tánxiāngshù 24 檀香树, ཙན་དན་

	Tánggǔtèbàochūn	6	唐古特扳春，	ཙོ་ལེ་ཏེ
	Tánggǔtèxiècǎo	22	唐古特缬草，	བག་སྤོས
	Táorén	2	桃仁，	ཁམ་བུ་ཤིག
	Tiānmá	14	天麻，	དབང་ལག
	Tiānnánxīng	13	天南星，	ད་ནེར
	Tiānxiānzǐ	12	天仙子，	ཐང་ཕྲོམ་ནག་པོའི་ས་བོན
	Tiányějuǎněr	5	田野卷耳，	དངུལ་ཏིག
	Tiěshé	7	铁蛇，	ལྕགས་སྦྲུལ
	Tiěxiàncǎo	30	铁线草，	རི་རལ་ཅན་པ
		30		རི་རལ་ཅན་པ
	Tòugǔcǎo	32	透骨草，	སྲ་ཟེ
	Tǔbiēchóng	21	土鳖虫，	ཐིའི་ཆིན་ཟིན
	Tǔdàhuáng	33	土大黄，	ཧོང་ལེན
	Tǔfúlíng	17	土茯苓，	གྲོག་སྨན
	Tǔmùxiāng	22	土木香，	མ་ནུ
	Tùxīn	30	兔心，	རི་བོང་སྙིང
	Tǔxìxīn	9	土细辛，	ཏུ་མིག
	Tùzǐdǎn	30	兔子胆，	རི་བོང་མཁྲིས་པ
W	Wángguā	35	王瓜，	གསེར་གྱི་མེ་ཏོག
	Wènjīng	2	问荆，	སྨྱུག་མ་ཆུང
	Wōniúké	18	蜗牛壳，	འཁུར་སྦལ
	Wúgōng	1	蜈蚣，	སྐྱི་འབུ་ལག་ཟི
	Wújīng	9	芜菁，	ཉུང་མ
		29		ཉུང་མ
	Wǔpéng	3	五鹏，	ཧོ་པོ
	Wúshǔròu	20	鼯鼠肉，	ཕྱི་མ་བྱི་བའི་ཤ
	Wūtóu	36	乌头，	བོང་ང
	Wǔwèizǐ	12	五味子，	ད་ཏྲིག
X	Xībólìyàliǎo	8	西伯利亚蓼，	ཆུ་མཛེ

Xī(niú)jiǎo 34 犀(牛)角, བསེའུ་རྭ་ཅོ་

Xǐlěnghóngjǐngtiān 36 喜冷红景天, སྲོལ་དཀར་སྨན་པོ་

Xǐmǎlāyǎzǐmòlí 17 喜马拉亚紫茉莉, བ་སྤྲེལ་

Xìyècìshēn 16 细叶刺参, ཙན་འདུས་དཀར་པོ་

Xiàkūcǎo 37 夏枯草, ཁ་གཉེར་

Xiānhècǎo 13 仙鹤草, ལུག་མིག་སེར་པོ་

Xiānmáopópónà 18 纤毛婆婆纳, བ་ཤ་ཀ་

Xiāngcài 28 香菜, འུ་སུ་
 35 ཞོ་ཤག་དཀར་འཛོམས་

Xiāngchácài 27 香茶菜, བཞིམ་ཤིག་ནག་པོ་

Xiàngdǎn 5 象胆, གླང་ཆེན་མཁྲིས་པ་

Xiāngfùzǐ 23 香附子, མོན་ལུག་

Xiāngjiāo 5 香蕉, ངང་ལག་

Xiāngmò 4 香墨, ནག་ཚ་

Xiàngrìkuí(huā) 9 向日葵(花), ཉི་མ་མེ་ཏོག་

Xiāngrú(cǎo) 21 香薷(草), སྤྲུ་ནག་སྔོན་པོ་

Xiāngyóu 11 香油, ཏིལ་སྣུམ་

Xiǎodòukòu 38 小豆蔻, སུག་སྨེལ་

Xiǎohuángcìshù 37 小黄刺树, ཤིང་ཚེར་

Xiǎohuíxiāng 27 小茴香, ཟི་ར་དཀར་པོ་

Xiǎomǐcǎo 27 小米草, ཞིམ་ཐིག་ཆུ་འདུས་

Xiǎoyèdàjǐ 12 小叶大戟, ཐར་ནུ་འོ་མ་ཆུང་བ་

Xiǎoyèlián 37 小叶莲, འོལ་མོ་སེ་

Xīnyí 10 辛夷, སྔག་ཚེང་

Xìngěr 5 杏儿, མངར་ཁམ་

Xīngzhuàngféngmáojú 36 星状风毛菊, སྲོལ་གོང་དཀར་པོ་

Xiónghuáng 14 雄黄, ལྡོང་རོས་

Xuāncǎogēn 33 萱草根, ས་འོལ་ལྡུམ་ར་

Xuǎnyào 6 癣药, ཁྲོ་སྨན་

Xuěliánhuā	23	雪莲花，	མེ་ཏོག་གསེར་ཞུན།
Xuěshānyīzhīhāo	19	雪山一枝蒿，	གངས་ལ་སྨོ་མེག་སེར་པོ།
Xūndàoniú	23	薰倒牛，	མཉེན་ནག་ཁན་པོ།

Y

Yācōng	14	鸦葱，	པ་ཏོལ།
Yàmá	29	亚麻，	ཟར་མ།
Yánchuānxiōng	24	岩川芎，	བྱན་ཆུང་པ།
Yánsuī	28	芫荽，	འུ་སུག
	35		ཟོ་ནག་ནར་འཛོམས།
Yángquèhuā	26	阳雀花，	མཇེ་མོ་ཤིང་།
Yángqǐshí	12	阳起石，	མཐིང་གྱུར།
Yěài	2	野艾，	མཁན་དཀར།
Yěbòhě	4	野薄荷，	གཡེར་ཏིག
Yěcōng	30	野葱，	རི་བཙོང་།
Yěmiánhuā	7	野棉花，	སྨོན་ཕུག
Yěqiáomài	29	野荞麦，	རི་བྲོ་བ་པོ།
Yìmǔcǎo	28	益母草，	བྱི་ཏིག
Yīsǎoguāng	29	一扫光，	ཨུ་ཡུག་ཤིང་དཀར་པོ།
Yìshǒucǎo	15	翼首草，	སྤྱང་ཙེ་དུག་པོ།
Yìyèqīnglán	6	异叶青蓝，	རྨོ་ཐུག
Yīzhīhāo	2	一枝蒿，	མཁན་པ་ཚེར་སྔོན།
Yīzhījiàn	13	一枝箭，	ཡེང་ཏོག
Yìzhìzǐ	28	益智子，	རྟ་ལྦེའི་གཞོན་ནུ།
Yīnchén	2	茵陈，	མཁན་པ།
	26		མཆེར་པ།
Yínfěnbèijué	22	银粉背蕨，	ཤག་སྐྱེ་ཏུ་པོ།
Yínxìng	2	银杏，	པར་མ་དཀར།
Yīngfèntǎn	20	鹰粪炭，	བྱ་བྲུན།
Yīngtáo(shù)	34	樱桃树，	མེའུ་ཤིང་།
Yúgānzǐ	1	余甘子，	སྐྱུ་རུ་རུ།

Z   Zàngcāosū 37 藏糙苏, སུག་སྨེལ

Zànghónghuā 31 藏红花, ཀཱ་ཀེ

Zàngmùxiāng 22 藏木香, མ་ནུ

Zǎozǐ 8 枣子, ཟམ་བུ

Zhǎngbǐngtángsōngcǎo 27 长柄唐松草, བྱ་རྐང

Zhīmá 11 芝麻, ཏིལ

Zhīmálì 11 芝麻粒, ཏིལ་འབྲུ

Zhīmáyóu 11 芝麻油, ཏིལ་མར
                11   ཏིལ་མར

Zhùmá 25 苎麻, གསོམ
       35   སོ་མ་ར་ཛ

Zhūmáocài 10 猪毛菜, ཕུག་ཇོར

Zhuānzǐmiáo 22 砖子苗, མེ་ཏོག་ཀུ་སུ

Zǐcǎo 22 紫草, འབྲི་མོག

Zǐhuāhuánghuá 27 紫花黄华, གཡེར་བདུག་ཅན་སྔོན

Zǐjiāo 4 紫胶, རྒྱ་སྐྱེགས

Zǐjīnglèngzǐqín 24 紫茎棱子芹, བྲག་སྐྱ

Zǐshíyīng 18 紫石英, བཻ་ཌུར་ཡ

Zǐsū(yè) 32 紫苏(叶), ཤིན་ཤིག

Zǐtánxiāng 24 紫檀香, ཙན་དན་དམར་པོ

Zǐwǎn 23 紫菀, མེ་ཏོག་ལུག་མིག

......

b) Chinesisches Register
mit vereinfachten Schriftzeichen und nach Strichzahl geordnet

1   一扫光 29
    一枝蒿 2
    一枝箭 13

2   丁座草 6
    人参 1
    人参果 4
    九眼独活 17

3   三七 29
    三棵(颗)针 31
    三裂碱毛茛 36
    干姜 3
    土大黄 33
    土木香 22
    土细辛 9
    土茯苓 17
    土鳖虫 21
    大麻 25, 35
    大戟 12
    大黄 8
    大蓟 16
    大云虎 12
    大宝丸 30
    大戟草 33

    大叶凤尾 24
    大菟丝子 35
    大花点芙菊 6
    山楂 38
    女贞子 33
    小叶莲 37
    小米草 27
    小豆蔻 38
    小茴香 27
    小叶大戟 12
    小黄刺树 37
    飞廉 26
    马勃 17, 4
    马兰草 14
    马尿泡 11
    马齿苋 25
    马钱子 1
    马兜铃 18
    马蹄细辛 9

4   王瓜 35
    天麻 14
    天仙子 12
    天南星 13
    木香 15

木通 18	甘松 15
木兰花 25	甘草 5
五鹏 3	甘青兰 16
五味子 12	甘青翠雀 19
巨胜子 27	石榴 34
牛膝 28	石膏 8, 14
牛尾蒿 17	石菖蒲 32
牛蒡子 21	石莲子 33
手参 22	龙胆草 7
手掌参 22	打火草 16
毛诃子 17	田野卷耳 5
升麻 4	生姜 3
升登 34	仙鹤草 13
长柄唐松草 27	白芷 18
长筒马先蒿 31	白矾 1, 26
丹参 17, 18, 30	白果 2
凤凰衣 20	白薇 6
乌头 36	白芥子 9, 29
水蛭 33	白芝麻 11
水银 5	白茅根 24
水木贼 24	白扁豆 2
水芹菜 31	白菖蒲 32
水棠板 36	白檀香 24
水蜥蜴 12	白花龙胆 15
水蜈蚣 3	白芸香树 32
水胡芦苗 8	卯叶橐吾 30
	冬青 12
5 艾叶 16	冬青菜 7

	冬青子 18		阳起石 12
	兰石草 14		阳雀花 26
	兰花龙胆 15		防己 18, 26
	辽山楂 38		防风 10
	丝胶 36		红花 3
			红花(尼泊尔的) 31
6	地龙 19		红诃子 37
	地耳草 9		红萝卜 3
	芍药花 24		红景天 3
	芒 9		红杜鹃花 10
	芝麻 11		纤毛婆婆纳 18
	芝麻油 11		
	芝麻粒 11	7	麦(门)冬 24
	老鹰胆 20		块茎岩黄芪 33
	亚麻 29		杜仲 16
	西伯利亚蓼 8		杜松 15
	列当 6		杜松子 14
	灰盐 12		杉叶藻 13
	灰栒子 25		豆蔻 26
	当归 7, 10		芫荽 28, 35
	肉桂 32		芜菁 9, 29
	向日葵(花) 9		花椒 29
	伞梗虎耳草 34		苍耳子 20
	多裂独活 17		芦苇 13
	问荆 2		芦荟 38
	灯芯草 23		芦根 13
	安息香 4		苏木 26
	异叶青蓝 6		赤石脂 14
			卵叶橐吾 30

杏儿 5
扳春花 32
连翘 13
余甘子 1
角蒿 37
角茴香 15
辛夷 10
沙参 35
沙生风毛菊 23
沉香 37
羌活 17, 33
诃子(树) 37
灵芝(片) 1
灵芝草 1
陇蜀杜鹃 10
鸡内金 20
鸡爪黄连 23

8　青活麻 27
枇杷(叶) 34
枇杷芋 6
刺蒺藜 28
刺芒龙胆 7
苦参 36
茜草 29
苹果 1
苧麻 25, 35
枣子 8

轮叶黄精 29
轮叶棘豆 6
虎骨 10
肾叶唐松草 17
明矾 26
明党参 7
岩川芎 24
果上叶 22
使君子 14
金莲花 34
金樱子 31
金针大蓟 26
狗尾草 22
兔心 30
兔子胆 30
炒盐 12
波棱瓜 35
卷耳 5
卷柏 6
卷丝苦苣苔 21
虱草花 23
细叶刺参 16
贯众 13

9　珊瑚 21
毒草 9
枸杞 14
柳叶菜 20

柳兰叶凤尾菊 29
柿子 32
柽柳 16
胡麻 27
胡萝卜 3
胡颓子(叶) 8
荆芥 21
茜草 4, 25
荜茇 15
草乌 19
草乌(头) 24, 36
草叶参 15
草河东 3
草香附 5
草芙蓉 7
草甸红门蓝 22
茵陈 2, 26
茴香 4
茶(叶) 8
砖子苗 22
砂仁 34
鸦葱 14
星状风毛菊 36
骨碎补 19
香油 11
香菜 28, 35
香蕉 5
香薷(草) 21

香墨 4
香附子 23
香茶菜 27
复盆子 1, 30
食盐 25
独活 16
独夫蒜 4
洪连 37
前胡 7
姜黄 36
结血蒿 17

桔梗 34
栝楼 3
柏子树 32
桃仁 2
核桃 10
核桃壳 11
荛大夏 6
荳蔻 34
夏枯草 37
柴胡 28
党参 28
铁蛇 7
铁线草 30
透骨草 32
豹骨 28
狼毒 33

柳兰叶凤尾菊 29　　　香墨 4
柿子 32　　　　　　香附子 23
柽柳 16　　　　　　香茶菜 27
胡麻 27　　　　　　复盆子 1，30
胡萝卜 3　　　　　　食盐 25
胡颓子(叶) 8　　　　独活 16
荆芥 21　　　　　　独头蒜 4
茜草 4，25　　　　　洪连 37
荜茇 15　　　　　　前胡 7
草乌 19　　　　　　姜黄 36
草乌(夹) 24，36　　　结血蒿 17
草叶参 15
草河东 3　　　　10　桔梗 34
草香附 5　　　　　　栝楼 3
草芙蓉 7　　　　　　柏子树 32
草甸红门蓝 22　　　　桃仁 2
茵陈 2，26　　　　　核桃 10
茴香 4　　　　　　　核桃壳 11
茶(叶) 8　　　　　　荛大夏 6
砖子苗 22　　　　　　荳蔻 34
砂仁 34　　　　　　夏枯草 37
鸦葱 14　　　　　　柴胡 28
星状风毛菊 36　　　　党参 28
骨碎补 19　　　　　铁蛇 7
香油 11　　　　　　铁线草 30
香菜 28，35　　　　透骨草 32
香蕉 5　　　　　　豹骨 28
香薷(草) 21　　　　狼毒 33

狼毒大戟 33	黄花绢毛苣 36
胶 16	雪莲花 23
高山黄华 27	雪山一支蒿 19
高山辣根菜 35	常春藤 32
唐古特报春 6	蚯蚓 19
唐古特缬草 22	野艾 2
海马 26	野葱 30
海金沙 35	野荞麦 29
海金沙草 35	野棉花 7
浮萍草 8	野薄荷 4
粉苞苣 23	银杏 2
益母草 28	银粉背蕨 22
益智子 28	第膏菜 9
拳参 15	假百合 10
桑叶 33	盘花垂夹菊 8
绢毛苣 36	猪毛菜 10
绢毛毛茛 8	商陆 9，15
	象胆 5
11 萝卜种子 31	鹿 31
菩提香 37	鹿角 31
黄芪 21	鹿茸 31
黄矾 34	羚羊角 25
黄柏 1，32	
黄花蒿 2	12 琥珀 16
黄荆子 6	斑蝥 19
黄牡丹 15	戟叶石苇 21
黄花紫堇 11	葫芦 1

葛根 20	13 瑞香狼毒 30
蕚果香薷 21	蓖麻子 12
葡萄 3,8	蓬子菜 25
葱 25	蒿子 2
萱草根 33	蒲公英 3
萹蓄 20	蜈蚣 1
喜冷红景天 36	蜗牛壳 18
喜马拉雅紫茉莉 17	蜂房 19
雄黄 14	蜂窝 19
紫草 22	蜂蜜 22
紫胶 4	蜀葵(花) 36
紫菀 23	锯锯藤 27
紫苏(叶) 32	
紫石英 18	14 榜嘎 19
紫檀香 24	槟榔 2
紫花黄华 27	酸柳果 10
紫茎棱子芹 24	蔓菁 9, 29
喇叭花 13	蔓荆子 20
黑芝麻 11	碱花 38
鹅不食草 23	蝉蜕 28
鹅首马先蒿 5	馒头花 30
敦盛草 14	膜荚黄芪 21
阔叶缬草 17	辣椒 25
湿生萹蕾 7	漏芦 16
寒水石 8	
犀(牛)角 34	15 樱桃(树) 34

醋柳果 11　　　　　薰倒牛 23
鞑新菊 28　　　　　穗花蓼 25
蕨麻 5　　　　　　翼首草 15
蕨麻草 5
蝌蚪 18　　　　18　镰形棘豆 10
墨 4　　　　　　　鹰粪炭 20
箭头唐松草 27
僵蚕 13　　　　19　藿香 2
澜江百合 10，26　　　癣药 6

17　檀香木 24
　　檀香树 24
　　藏木香 22　　20　鼯鼠肉 20
　　藏红花 31
　　藏糙苏 37　　22　囊距翠雀 20

c) Lateinisches Register
der Arzneimittelnamen und termini technici.

Accipiter gentilis schvedowi (Menzbier) 20
Achillea alpina L. 2
Achyranthes bidentata Bl. 28
Aconitum brachypodum Diels 19
Aconitum kongboense Lauener 19
Aconitum kusnezoffii Reichb. 19, 24, 36
Aconitum naviculare Stapf 19
Aconitum szechenyianum Gay. 13
Aconitum tanguticum (Maxim.) Stapf 19
Acorus calamus L. 32
Acorus gramineus Soland. 32
Actinolite 12
Actinolitum 12
Adenophora lilifolioides Pax & Hoffm. 35
Adiantum capillus-veneris L. 30
Adiantum flabellulatum L. 30
Agastache rugosa (Fisch.& Mey.) O.Ktze. 2
Agrimonia pilosa Ledeb. var. japonica (Miq.) Nakai 13
Akebia quinata (Thunb.) Decne 18
Akebia trifoliata Koidz. (Thunb.) 18
Akebia trifoliata Koidz. var. australis (Diehls) Rehd. 18
Alabaster 14
Alaun 26
Aleuritopteris argentea (Gmél.) Fee 22
Allium fistulosum L. 25
Allium prattii C.H.Wright 30
Allium sativum L. 4
Allolobophora caliginosa (Savigny) var.trapezoides (Ant.Dugés) 19
Aloe 38
Aloe vera L. var. chinensis (Haw.)Berger 38
Alpinia katsumadai Hayata 26
Alpinia oxyphylla Miq. 28
Althea rosea (L.) Cav.36
Alumen 1, 26
Alunite 1, 26
Amber 16
Amomum longiligulare T.L.Wu 34
Amomum villosum Lour. 34
Anaphalis nepalensis (Spr.) Hand.-Mazz. 16
Angelica anomala Lallem 18
Angelica dahurica (Fisch.ex Hoffm.) Benth.& Hook. 18
Angelica henryi Harms 17
Angelica pubescens Maxim. var. biserrata Shan & Yuan 16
Angelica sinensis (Oliv.) Diels 7, 10
Angelica taiwaniana Boiss. 18
Apis cerana Fabricius 22
Aquilaria agallocha Roxb. 37
Aquilaria sinensis (Lour.) Gilg 37
Arctium lappa L. 21
Areca catechu L. 2
Arisaema amurense Maxim. 13
Arisaema consanguineum Schott 13
Arisaema heterophyllum Bl. 13
Aristolochia contorta Bge. 18

Aristolochia debilis Sieb.& Zucc. 18
Aristolochia fangchi Wu 18, 26
Aristolochia heterophylla Hemsl. 18
Arnebia euchroma (Royle) Johnst. 22
Artemisia annua L. 2
Artemisia argyi Lévl. & Vant. 16
Artemisia capillaris Thunb. 2
Artemisia japonica Thunb. 17
Artemisia scoparia Waldst. & Kit. 2, 26
Artemisia sieversiana Ehrh.ex Willd. 17
Artemisia vulgaris L. 2, 16
Asarum caudigerum Hance 9
Asarum maximum Hemsl. 9
Aster tataricus L.f. 23
Astragalus floridus Benth. 21
Astragalus membranaceus (Fisch.) Bge. 21
Aucklandia lappa Decne 15

Beauveria bassiana (Bals.) Vuill. 13
Benzoinum 4
Berberis kunmingensis C.Y. Wu 31
Berberis soulieana Schneid. 31
Berberis wilsonae Hemsl. 31
Biebersteinia heterostemon Maxim. 23
Boehmeria nivea (L.)Gaud. 25, 35
Bombyx batryticatus 13
Bombyx mori L. 13
Brassica alba (L.) Boiss. 9, 29
Brassica rapa L. 9, 29
Bulbophyllum inconspicuum Maxim. 33
Bulbophyllum odoratissimum (J.E.Smith) Lindl. 22
Bupleurum chinense DC. 28
Bupleurum scorsonerifolium Willd. 28
Burnt salt 12

Caesalpinia minax Hance 33
Caesalpinia sappan L. 26
Calvatia gigantea (Batsch.ex Pers.) Lloyd 17
Calvatia lilacina (Mont.& Berk.) Lloyd 4, 17
Calyx kaki 32
Camellia sinensis O.Ktze. 8
Campanumoea lancifolia (Roxb.) Merr. 35
Cannabis sativa L. 25, 35
Capsicum frutescens L. 25
Caragana franchetiana Kom. 26
Caragana sinica Rehd. 26
Carduus crispus L. 26
Caro Cervi 31
Caro Petauristae 20
Carthamus tinctorius L. 3, 31
Centella asiatica (L.) Urban 9
Centipeda minima A.Br.& Aschers. 23
Cervus elaphus L. 31
Cervus nippon Temminck 31
Changium smyrnoides Wolff 7
Chrysanthemum tatsienense Bur.& Franch. 28

Cimicifuga dahurica (Turcz.) Maxim. 4
Cimicifuga foetida L. 4
Cinnabar 5
Cinnamomum cassia Presl 32
Cirsium japonicum DC. 16
Codonopsis pilosula (Franch.) Nannf. 28
Colla ex bovi 16
Cor Leporis 30
Corallium japonicum Kishinouye 21
Corallodiscus kinginus (Craib.) B.L.Burtt 21
Coriandrum sativum L. 28, 35
Cornu Cervi 31
Cornu Rhinoceri 34
Cornu Saigae tataricae 25
Corpus Cervi 31
Corpus totum Eumecis 12
Corpus totum Ranae 18
Cortex Cinnamomi 32
Cortex Eucommiae 16
Cortex Phellodendri 1, 32, 37
Cortex radicis Paeoniae luteae 15
Corydalis boweri Hemsl. 11
Cotoneaster acutifolius Turcz. 25
Crataegus pinnatifida Bge. var. major N.E.Br. 38
Crataegus sanguinea Pall. 38
Crocus sativus L. 31
Cryptotaenia japonica var.fortunei (Hooibrenk) Henry 31
Cryptotympana atrata Fabricius 28
Cryptotympana pustulata Fabr. 28
Curcuma longa L. 36
Cuscuta japonica Choisy 35
Cynanchum atratum Bge. 6
Cynanchum paniculatum (Bge.) Kitag. 13
Cynodon dactylon Pers. 30
Cyperus rotundus L. 23
Cypripedium tibeticum King & Rolfe 14
Cyrtomium fortunei J.Smith 13

Daucus carota L. var. sativa DC. 3
Delphinium brunonianum Royle 20
Diospyros kaki L.f. 32
Dolichos lablab L. 2
Dracocephalum heterophyllum Benth. 6
Dracocephalum tanguticum Maxim. 16
Drynaria baronii (Christ) Diels 19
Drynaria fortunei (Kunze) J.Sm. 19

Echinops latifolius Tausch. 16
Elaeagnus pungens Thunb. 8
Elephas maximus L. 5
Elettaria cardamomum White & Maton 38
Elsholtzia ciliata (Thunb.) Hyland 21
Elsholtzia densa Benth. var. calycocarpa (Diels) C.Y.Wu 21
Elsholtzia luteola Diels 21
Elsholtzia splendens Nakai ex. F. Maekawa 21, 28
Endothelium corneum gigeriae galli 20
Epilobium hirsutum L. 20
Equisetum arvense L. 2
Eriobotrya japonica (Thunb.) Lindl. 34
Eucommia ulmoides Oliv. 16
Eulota 18

Eulota peliomphala Pfr. 18
Eumeces chinensis (Gray) 12
Eupatorium chinense L. 25
Euphorbia ebiacteolata Hayata 33
Euphorbia fischeriana Steud. 33
Euphorbia pekinensis Rupr. 12
Euphrasia regelii Wettst. 27
Eupolyphaga seu Steleophaga 21
Eupolyphaga sinensis Walker 21
Excrementum ustum Accipiteris 20

Fagopyrum cymosum Meissn. 29
Fagopyrum tataricum Gaertn. 29
Fel Elephantis 5
Fel Leporis 30
Fel Milvi 20
Fibroferrite / Fibroferritum 34
Ficus religiosa 37
Flos Carthami 3, 31
Flos Magnoliae 10
Flos Trollii 34
Fluorite / Fluoritum 18
Foeniculum vulgare Mill. 4, 27
Folia Artemisiae argyi 16
Folia Eriobotryae 34
Folia Mori 33
Folia Perillae 32
Forsythia suspensa Vahl 13
Fructus Alpiniae oxyphyllae 28
Fructus Amomi 34
Fructus Arctii 21
Fructus Aristolochiae 18
Fructus Chebulae 37
Fructus et folia Elaeagni 8
Fructus Foeniculi 27
Fructus Forsythiae 13
Fructus Kaki 32
Fructus Ligustri lucidi 33
Fructus Lycii 14
Fructus Phyllanthi 1
Fructus Podophylli 37
Fructus Quisqualis 14
Fructus Rosae laevigatae 31
Fructus Rubi 1, 30
Fructus Schisandrae 12
Fructus Terminaliae billericae 17
Fructus Trichosanthis 3
Fructus Viticis trifoliae 20
Fructus Xanthii 20

Galium spurium L. 27
Galium verum L. 25
Gallus gallus domesticus Braisson 20
Ganoderma 1
Ganoderma japonicum (Fr.) Lloyd 1
Ganoderma lucidum (Leyss. ex Fr.) Karst. 1
Gastrodia elata Bl. 14
Gaultheria yunnanensis (Franch.) Rehd. 32

Gentiana algida Pall. 15
Gentiana barbata 11
Gentiana chiretta 11
Gentiana manshurica Kitag. 7
Gentiana regescens Franch. 7
Gentiana scabra Bge. 7
Gentiana triflora Pall. 7
Gentianopsis paludosa (Munro) Ma 7
Ginkgo biloba L. 2
Glochidion puberum (L.) Hutch. 30
Glycyrrhiza glabra L. 5
Glycyrrhiza kansuensis Chang & Peng 5
Glycyrrhiza uralensis Fisch. 5
Gymnadenia conopsea R.Br. 22
Gypsum / Gypsum fibrosum 8, 14

Halerpestes sarmentosa (Adams) Kom. 8
Halloysite 14
Halloysitum rubrum 14
Hedera nepalensis K.Koch, var. sinensis (Tobl.) Rehd. 32
Hedysarum polybotrys Hand.-Mazz. 21
Helianthus annuus L. 9
Hemerocallis citrina Baroni 33
Hemerocallis fulva L. 33
Hemerocallis minor Mill. 33, 35
Herba Aconiti bonga 19
Herba Agastachis 2
Herba Agrimoniae 13
Herba Artemisiae scopariae 2, 26
Herba Centipedae 23
Herba seu radix Cirsii japonici 16
Herba Dracocephali tangutici 16
Herba Elsholtziae seu Moslae 21
Herba Hyperici japonici 9
Herba Kalimeridis 14
Herba (et radix) Kyllingae 3
Herba Lagotis 37
Herba Leonuri 28
Herba Oxytropis 6
Herba Polygoni avicularis 20
Herba Portulacae 25
Herba Pterocephali 15
Herba Schizonepetae 21
Herba Spirodelae 8
Herba Taraxaci 3
Herba et fructus Xanthii 5
Herminium monorchis (L.) R.Br. 4
Herpetospermum caudigerum Wall. 35
Hippocampus 26
Hippocampus histrix Kaup 26
Hippocampus kelloggi Jordan & Snyder 26
Hippophae rhamnoides L. 11
Hippuris vulgaris L. 13
Hirudo 33
Hirudo nipponia Whitman 33
Hybiscus syriacus L. 13
Hyoscyamus niger L. 12

Hypecoum leptocarpum Hook.f.& Thoms. 15
Hypericum ascyron L. 13
Hypericum japonicum Thunb. 9

Ilex chinensis Sims. 12, 18
Imperata cylindrica (L.) P.Beauv.,var.major (Nees) C.E.Hubb. 24
Incarvillea delavayi Bur.& Franch. 37
Incarvillea sinensis Lam. 37
Incarvillea younghusbandii Sprague 37
Inula helenium L. 22
Inula racemosa Hook.f. 22
Isodon amethystoides (Benth.) C.Y.Wu & Hsuan 27
Isodon glaucocalyx (Maxim.) Kudo 27
Isodon striatus (Benth.) Kudo 27
Juglans regia L. 10, 11
Juncus amplifolius A. Camus 5
Juncus effusus L. var. decipiens Buchen. 23
Juniperus rigida Sieb.& Zucc. 14, 15
Ixeris gracilis (DC.) Stebb. 23

Kalimeris indica (L.) Sch.-Bip. 14
Kyllinga brevifolia Rottb. 3

Laccifer lacca Kerr. 4
Lagenaria siceraria (Molina) Standl. var. depressa Ser. 1
Lagotis brevituba Maxim. 37
Lagotis glauca Gaertn. 37
Lancea tibetica Hook.f.& Thoms. 14
Las(h)iosphaera fenzlii Reich. 4, 17
Las(h)iosphaera seu Calvatia 4, 17
Ledebouriella divaricata (Turcz.) Hiroe 10
Leonurus heterophyllus Sweet 28
Lepisorus waltonii (Ching) Ching 21
Lepus mandschuricus Radde 30
Lepus oiostolus Hodgson 30
Lepus tolai Pallas 30
Lespedeza cuneata (Dum.Cours.) G.Don 13
Lignum Aquilariae resinatum 37
Lignum Rhamnellae 34
Lignum Sappan 26
Ligustrum lucidum Ait. 12, 33
Lilium lankongense Franch. 10, 26
Linum usitatissimum L. 27, 29
Lithospermum erythrorhizon Sieb.& Zucc. 22
Lumbricus 19
Lumbricus spencer 19
Lumbricus terrestris 19
Lycium chinense Mill. 14
Lycoris radiata (L'Her.) Herb. 13
Lygodium japonicum (Thunb.) Sw. 35

Magnolia biondii Pamp. 10
Magnolia denudata Desr. 10
Magnolia liliflora Desr. 10, 25
Malus pumila Mill. 1
Malva verticillata L. 7
Mariscus compactus (Retz) Druce 22

Medulla Junci 23
Mel Apis 22
Mercury 5
Milvus korschun lineatus (Gray) 20
Mirabilis himalayica (Edgew.) Heim. 17
Miscanthus sinensis Anderss. 9
Morus alba L. 33
Mosla chinensis Maxim. 21
Musa paradisiaca var. sapientum O.Ktze. 5
Mylabris 19
Mylabris cichorii L. 19
Mylabris phalerata Pall. 19
Myristica fragrans Houtt. 26

Nandina domestica Thunb. 23
Nardostachys chinensis Batal. 15
Nardostachys jatamansi DC. 15
Natursoda 38
Nelumbo nucifera Gaertn. 33
Nidus Vespae 19
Notholirion hyacinthinum (Wils.) Stapf 10
Notopterygium incisum Ting 17, 33

Ocimum basilicum L. 28
Oenanthe bengalensis (Roxb.) Kurz 31
Oenanthe javanica (Bl.) DC. 31
Oleum Sesami 11
Ophiopogon japonicus Ker-Gawl. 24
Os Pardi 28
Os Tigridis 10
Oxytropis chiliophylla Royle 6
Oxytropis falcata Bge. 10

Paeonia lactiflora Pall. 24
Paeonia lutea Franch. 15
Panax ginseng C.A.Mey 1
Panax notoginseng (Burkill) F.H.Chen 29
Panax pseudo-ginseng auct.non Wall. 29
Panthera pardus L. 28
Panthera tigris L. 10
Parapolybia japonicus Sauss. 19
Parapolybia olivaceus (De G.) 19
Parapolybia varia Fabr. 19
Pedicularis longiflora Rudolph var.tubiformis (Klotz.) Tsoong 31
Pediculus anas var. tibetica Bonati 5
Pericarpium Lagenariae 1
Pericarpium Zanthoxyli 29
Perilla frutescens var. acuta (Thunb.) Kudo 32
Periostracum Cicadae 28
Petaurista petaurista (Pallas) 20
Peucedanum decursivum (Miq.) Maxim. 7
Peucedanum praeruptorum Dunn 7, 24
Pharbitis nil (L.) Choisy 13
Phellodendron amurense Rupr. 1, 32, 37
Phellodendron chinense Schneid. 1, 32, 37
Pheretima aspergillum (Perrier) 19
Phlomis younghusbandii Mukerjee 37
Phragmites communis L. Trinius 13

Phyllanthus emblica L. 1
Phytolacca acinosa Roxb. 9, 15
Phytolacca americana L. 9, 15
Piper longum L. 15
Platycodon grandiflorum A.DC. 34
Podophyllum emodi Wall. 37
Podophyllum emodi Wall. var. chinensis Sprague 37
Polygonatum cirrhifolium (Wall.) Royle 29
Polygonum aviculare L. 20
Polygonum bistorta L. 15
Portulaca oleracea L. 25
Potamogeton natans L. 36
Potentilla anserina L. 5
Primula sikkimensis Hook. 32
Primula vittata Bur. & Franch. 32
Prunella vulgaris L. 37
Prunus armeniaca L. 5
Prunus davidiana (Carr.) Franch. 2
Prunus persica (L.) Batsch 2
Prunus pseudocerasus Lindl. 34
Przewalskia tangutica Maxim. 11
Pteris nervosa Thunb. 24
Pterocarpus indicus Willd. 24
Pterocephalus hookeri (C.B.Clarke) Höeck 15
Pueraria lobata (Willd.) Ohwi 20
Pulicaria insignis Drumm. 23
Punica granatum L. 34
Pyrrhosia lingua (Thunb.) Farw. 13

Quecksilber 5
Quisqualis indica L. 14

Radix Aconiti brachypodi 19
Radix Aconiti kusnezoffii 19, 24, 36
Radix Achyranthis bidentatae 28
Radix Angelicae dahuricae 18
Radix Angelicae pubescentis 16
Radix Angelicae sinensis 7,10
Radix Arnebiae seu Lithospermi 22
Radix Asteris 23
Radix Astragali seu Hedysari
Radix Aucklandiae 15
Radix Berberidis 31
Radix Boehmeriae 25, 35
Radix Bupleuri 28
Radix Changii 7
Radix Codonopsis pilosulae 28
Radix Cynanchi atrati 6
Radix Euphorbiae ebiacteolatae 33
Radix Gentianae 7
Radix Ginseng 1
Radix Glycyrrhizae 5
Radix Hemerocallis 33
Radix Inulae racemosae 22
Radix Ledebouriellae 10
Radix Notoginseng 29
Radix seu rhizoma Notopterygii 17

Radix Ophiopogoni   24
Radix Peucedani   7
Radix Phlomidis younghusbandii   37
Radix Phytolaccae   9, 15
Radix Platycodi   34
Radix Puerariae   20
Radix Rhapontici seu Echinopsis   16
Radix et rhizoma Rhei   8
Radix Rhodiolae   3
Radix Rubiae   4, 25
Radix Salviae miltiorrhizae   17, 18, 30
Radix Sophorae flavescentis   36
Radix Stephaniae tetrandrae   18, 26
Rana limnocharis Boil   18
Rana nigromaculata Hallowell   18
Rana plancyi Letaste   18
Ranunculus japonicus Thunb.   31
Raphanus sativus L.   31
Realgar   14
Rhamnella gilgitica Mansfeld & Melchior   34
Rhaponticum uniflorum (L.) DC.   16
Rheum officinale Baill.   8
Rheum palmatum L.   8
Rhinoceros unicornis L.   34
Rhizoma Acori graminei   32
Rhizoma Arisaematis   13
Rhizoma Bistortae   15
Rhizoma Cimicifugae   4
Rhizoma Curcumae longae   36
Rhizoma Cyperi   23
Rhizoma Drynariae   19
Rhizoma Gastrodiae   14
Rhizoma Gymnadeniae   22
Rhizoma Imperatae   24
Rhizoma Nardostachyos   15
Rhizoma seu radix Notopterygii   33
Rhizoma Phragmitis   13
Rhizoma Smilacis glabrae   17
Rhizoma Zingiberis   3
Rhizoma Zingiberis recens   3
Rhodiola algida (Ledeb.) Fu var. tangutica (Maxim.)   3
Rhodiola kirilowii (Regel) Regel   3
Rhododendron przewalskii Maxim.   10
Ricinus communis L.   12
Rosa laevigata Michx.   31
Rubia cordifolia L.   4, 25
Rubus chingii Hu   1, 30
Rumex madaio Mak.   6, 33

Saiga tatarica L.   25
Sal edulis   25
Sal tostus   25
Sāl tree   32
Sal ustum   12
Salsola collina Pall.   10
Salvia miltiorrhiza Bge.   17, 18, 30
Sambucus adnata Wall.   29
Sanguisorba officinalis L.   13

Santalum album L. 24
Sapium sebiferum (L.) Roxb. 32
Saussurea involucrata Kar.& Kin. 23
Saussurea laniceps Hand.-Mazz. 23
Saussurea lappa Clarke 15
Saussurea stella Maxim. 36
Saussurea tridactyla Sch.-Bip. 23
Schisandra sinensis (Turcz.) Baill. 12
Schizonepeta tenuifolia Briq. 21
Scolopendra 1
Scolopendra subspinipes mutilans L.Koch 1
Scorzonera austriaca Willd. 14
Selaginella pulvinata (Hook.& Greev.) Maxim. 6
Selaginella tamariscina (Beauv.) Spring 6
Semen Arecae 2
Semen Dolichoris album 2
Semen Ginkgo 2
Semen Granati 34
Semen Herpetospermi 35
Semen Persicae 2
Semen Ricini 12
Semen Sesami albi 11
Semen Sesami (nigri) 11
Semen Strychni 1
Senecio dianthus Franch. 29
Sesamum indicum DC. 11, 27
Setaria viridis L. 22
Smilax glabra Roxb. 17
Soma plant 8
Sophora flavescens Ait. 36
Soroseris hookeriana Stebb. subsp. erysimoides (Hand.-Mazz.) Stebb.36
Spica Prunellae 37
Spirodela polyrrhiza Schleid. 8
Spora Lygodii 35
Steleophaga plancyi (Bol.) 21
Stellera chamaejasme L. 30
Stephania tetrandra S.Moore 18, 26
Stigma Croci 31
Strychnos pierriana A.W.Hill 1
Styrax tonkinensis (Pier.) Craib 4
Succinum 16

Tabellae Ganodermatis 1
Tamarix chinensis Lour. 16
Taraxacum mongolicum Hand.-Mazz. 3
Taraxacum officinale L. 3
Terminalia billerica Roxb. 17
Terminalia chebula Retz. 37
Terminalia chebula Retz, var. tomentella Kurt. 37
Teucrium viscidum Bl. 4
Thalictrum petaloideum L. 17
Thalictrum simplex L. var. brevipes Hara 27
Thermopsis alpina Ledeb. 27
Thermopsis barbata Benth. 27
Trachelospermum jasminoides Lem. 30
Tribulus terrestris L. 28
Trichosanthes cucumeroides (Ser.) Maxim. 35
Trichosanthes kirilowii Maxim. 3

Trollius chinensis Bge. 34
Trona 38
Tusche (aus Resina Pini) 4

Valeriana officinalis var. latifolia Miq. 17
Veronica ciliata Fisch. 18
Vitex negundo L. 6
Vitex trifolia L. 20
Vitis vinifera L. 3, 8

Whitmania pigra (Whitman) 33

Xanthium sibiricum Patr. ex Widd. 5, 20
Xylanche himalaica G.Beck 6

Zanthoxylum bungeanum Maxim. 29
Zanthoxylum schinifolium Sieb. & Zucc. 29
Zingiber officinale Rose 3
Ziziphus jujuba Mill. 8
Ziziphus jujuba Mill. var. inermis (Bge.) Rehd. 8

......

Ergänzung:

Calcitum 8
Ligularia laesicotal Kitam. 30
Paris polyphylla Smith 3
Rhodiola sacra (Prain ex Hamet) Fu 36
Rhododendron arboreum Smith f. roseum Sweet 10